U0382034

本书得到中国青年政治学院出版基金资助

青 中/青/文/库

脑与儿童发展

李燕平　著

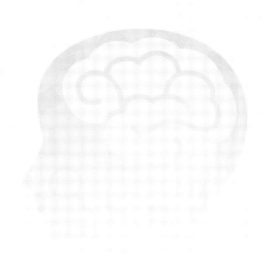

中国社会科学出版社

图书在版编目(CIP)数据

脑与儿童发展/李燕平著. —北京:中国社会科学出版社,2018.6
ISBN 978 - 7 - 5203 - 2487 - 8

Ⅰ.①脑… Ⅱ.①李… Ⅲ.①儿童—脑科学—研究 Ⅳ.①R338.2

中国版本图书馆 CIP 数据核字(2018)第 097148 号

出 版 人	赵剑英	
责任编辑	李炳青	
责任校对	周 昊	
责任印制	李寡寡	

出 版	中国社会科学出版社	
社 址	北京鼓楼西大街甲 158 号	
邮 编	100720	
网 址	http://www.csspw.cn	
发 行 部	010 - 84083685	
门 市 部	010 - 84029450	
经 销	新华书店及其他书店	

印刷装订	北京明恒达印务有限公司	
版 次	2018 年 6 月第 1 版	
印 次	2018 年 6 月第 1 次印刷	

开 本	710×1000 1/16	
印 张	16	
字 数	263 千字	
定 价	69.00 元	

《中青文库》编辑说明

　　《中青文库》，是由中国青年政治学院着力打造的学术著作出版品牌。

　　中国青年政治学院的前身是1948年9月成立的中国共产主义青年团中央团校（简称中央团校）。为加速团干部队伍革命化、年轻化、知识化、专业化建设，提高青少年工作水平，为党培养更多的后备干部和思想政治工作专门人才，在党中央的关怀和支持下，1985年9月，国家批准成立中国青年政治学院，同时继续保留中央团校的校名，承担普通高等教育与共青团干部教育培训的双重职能。学校自成立以来，坚持"实事求是，朝气蓬勃"的优良传统和作风，坚持"质量立校、特色兴校"的办学思想，不断开拓创新，教育质量和办学水平不断提高，为国家经济、社会发展和共青团事业培养了大批高素质人才。目前，学校是由教育部和共青团中央共建的高等学校，也是共青团中央直属的唯一一所普通高等学校。学校还是教育部批准的国家大学生文化素质教育基地、全国高校创业教育实践基地，是首批"青年马克思主义者培养工程"全国研究培训基地、首批全国注册志愿者培训示范基地，是中华全国青年联合会和国际劳工组织命名的大学生KAB创业教育基地，是民政部批准的首批社会工作人才培训基地，与中央编译局共建青年政治人才培养研究基地，与国家图书馆共建国家图书馆团中央分馆，与北京市共建社会工作人才发展研究院和青少年生命教育基地。2006年接受教育部本科教学工作水平评估，评估结论为"优秀"。2012年获批为首批卓越法律人才教育培养基地。2015年中宣部批准的共青团中央中国特色社会主义理论体系研究中心落户学校。学校已建立起包括本科教育、研究生教育、留学生教育、继续教育和团干部培训等在内的多形式、多层次的教育格局。设有中国马克思主义学院、青少年工作系、社会工作学院、法学院、经济管理学院、新闻传播学院、公共管理系、中国语言文学系、外国语言文学系等9个教学院系，文化基础部、外语教学研究中心、计算机教学与应用中心、体育教学中心等4个教学中心（部），中央团校教育培训学院、继续教育学院、国际教育交流学院等3个教育培训机构。

学校现有专业以人文社会科学为主，涵盖哲学、经济学、法学、文学、管理学、教育学6个学科门类，拥有哲学、应用经济学、法学、社会学、马克思主义理论、新闻传播学等6个一级学科硕士授权点、1个二级学科授权点和3个类别的专业型硕士授权点。设有马克思主义哲学、马克思主义基本原理、外国哲学、思想政治教育、青年与国际政治、少年儿童与思想意识教育、刑法学、经济法学、诉讼法学、民商法学、国际法学、社会学、世界经济、金融学、数量经济学、新闻学、传播学、文化哲学、社会管理等19个学术型硕士学位专业，法律（法学）、法律（非法学）、教育管理、学科教学（思政）、社会工作等5个专业型硕士学位专业。设有思想政治教育、法学、社会工作、劳动与社会保障、社会学、经济学、财务管理、国际经济与贸易、新闻学、广播电视学、政治学与行政学、行政管理、汉语言文学和英语等14个学士学位专业，，其中思想政治教育、法学、社会工作、政治学与行政学为教育部特色专业；同时设有中国马克思主义研究中心、青少年研究院、共青团工作理论研究院、新农村发展研究院、中国志愿服务信息资料研究中心、青少年研究信息资料中心等科研机构。

在学校的跨越式发展中，科研工作一直作为体现学校质量和特色的重要内容而被予以高度重视。2002年，学校制定了教师学术著作出版基金资助条例，旨在鼓励教师的个性化研究与著述，更期之以兼具人文精神与思想智慧的精品的涌现。出版基金创设之初，有学术丛书和学术译丛两个系列，意在开掘本校资源与迻译域外菁华。随着年轻教师的增加和学校科研支持力度的加大，2007年又增设了博士论文文库系列，用以鼓励新人，成就学术。三个系列共同构成了对教师学术研究成果的多层次支持体系。

十几年来，学校共资助教师出版学术著作百余部，内容涉及哲学、政治学、法学、社会学、经济学、文学艺术、历史学、管理学、新闻与传播等学科。学校资助出版的初具规模，激励了教师的科研热情，活跃了校内的学术气氛，也获得了很好的社会影响。在特色化办学愈益成为当下各高校发展之路的共识中，2010 年，校学术委员会将遴选出的一批学术著作，辑为《中青文库》，予以资助出版。《中青文库》第一批（15 本）、第二批（6 本）、第三批（6 本）、第四批（10 本）、第五批（13 本）、第六批（9 本）陆续出版后，有效展示了学校的科研水平和实力，在学术界和社会上产生了很好的反响。本辑作为第七批共推出 5 本著作，并希冀通过这项工作的陆续展开而更加突出学校特色，形成自身的学术风格与学术品牌。

在《中青文库》的编辑、审校过程中，中国社会科学出版社的编辑人员认真负责，用力颇勤，在此一并予以感谢！

前　　言

　　美国前总统老布什曾说，20世纪90年代是"脑科学的十年"，全世界范围内掀起了研究神经机制的热潮。尽管目前我们仍然无法解释很多现象：例如，人类是如何产生思维和想象的？神经细胞之间的电活动是如何变成鲜活的情绪的？但是近30年来，人类在认知神经科学方面确实取得了令人惊异的成就，同时改变了我们对人类行为的许多固有观点，例如，婴儿对疼痛是不敏感的，而且不会记住曾经的疼痛经验；成年后的大脑不再具有可塑性，等等。从认知神经科学的研究来看，这些观点都是有问题的，大脑的可塑性比我们想象的要大得多。

　　脑科学的发展也使得人们开始重新审视"天生和教养"的问题。在儿童发展的过程中，到底是先天的遗传因素更重要，还是后天教养的作用更大？这一直是学术界争论不休的话题。行为主义的代表人物华生相信，是环境和教养决定了一个人的发展。但现在更流行的观点是，儿童的发育是先天和教养共同作用的结果，也许各占50%。这样的观点减轻了父母们的心理压力。一方面，他们会感到自己能够有所作为，毕竟孩子的成长中有50%的变数是自己可以控制的；另一方面，又不至于压力过大，将孩子发展的好坏完全归咎于父母的作为，毕竟还有50%的发展是先天决定的。

　　由于看到脑科学的进步对理解和认识儿童的发展历程有着重要的价值，因此，本人不揣冒昧编写了这本《脑与儿童发展》，书中尝试对近年来神经科学领域的研究成果进行了整理，并将它们与儿童发展过程有机地结合起来，以期让更多的人对神经系统在儿童青少年的身心发展及社会性发展方面有更深刻的理解和认识，进而为家庭和学校的教育实践提供指导。

　　本书共有13个章节，其中第一、二章属于基础类的章节，着重介绍了人类的神经系统，特别是脑的结构、工作原理和功能。第三章到第十二章是本书的重点章节，依照儿童发展的不同阶段，即胎儿期、婴儿期、幼儿期、学龄期四个阶段，分别介绍了各阶段儿童的身心发展特点、脑的发育状况，以及后天养育（环境）对儿童脑发育及身心发育的影响。第十三章是对全书的一个总结，着重探讨了脑的可塑性与儿童发展的关键期问题。

与以往专门介绍儿童发展的书籍不同，本书在介绍儿童身心发展的同时，更侧重阐述脑的发育在儿童身心成长过程中的作用，如感觉神经纤维的髓鞘化与婴儿的感觉发育。本书的另一个特点是，从儿童大脑发育的角度，探讨了当前儿童养育过程中的一些热点问题，如孕妇能否使用微波炉？婴儿抚触的价值所在？学步车能否帮助婴儿发展行走能力？外语学习应当从几岁开始？希望能够对那些焦虑的父母提供一些有价值的参考。

在本书的撰写过程中，一直得到恩师郭德俊教授的悉心指导，甚至身在国外时，她仍会时常打电话来询问书的进展情况，并与我讨论书稿的写作问题。没有恩师的督导，这本书很难成形。感谢我的朋友和同事们，他们为这本书贡献了很多孩童的珍贵照片，并且从为人父母的角度给本书提供了很多修改建议。

当这本书稿最后完成的时候，正值冬天。温暖的冬阳从窗户照进来，满屋的明亮。楼下是一间工厂的幼儿园，很简陋的样子，只是几间小平房围成的一个小院。但每日从那里传出的笑声和歌声，却让人感受到孩子们单纯的快乐，成为我写作时最好的音乐。感谢我的女儿和这些孩子们，是他们的陪伴让爬格子的工作变成享受。

由于本人的学术经验尚且不足，难免疏漏和错误，望各位同行和专家批评指正。

目　　录

这是一位年轻母亲为她的宝贝写的成长日记。

2003 年 4 月 7 日

今天凌晨，朱朱出生了，瘦小娇弱。

朱朱出生时甚至连哭的力气都没有，还是在医生的帮助下才有了第一声细细的哭泣，妈妈看得好心疼。当护士把朱朱放在妈妈的怀里时，小小的、软软的身体看起来那么脆弱。更让妈妈惊讶的是，朱朱一到了妈妈的怀里，就自动地开始吸吮小嘴，并发出"滋滋"的声音。真有意思！

2003 年 7 月 15 日

今天，朱朱百日。大家都很高兴，还给朱朱拍了很多照片。

因为出生的时候比较小，朱朱各方面的发展似乎都比同龄的孩子稍慢一点。不过，今天在姥姥一再地诱导下，朱朱终于抬头看了一下姥姥手里的玩具。虽然只有一两秒钟，但毕竟是能够俯卧抬头了。朱朱真棒！

2004 年 2 月 20 日

今天，妈妈带朱朱去朋友家玩了一天。朱朱很兴奋，但也累坏了，一回到家就睡着了。十点左右，妈妈进屋看朱朱，顺便给她塞了塞被子。正准备离开的时候，忽然听到朱朱叫了声，"妈妈"。仔细听了听，又是一声，"妈妈"，很清楚呢！再看看，小家伙睡得正香呢，原来是做梦啊！

这是朱朱第一次这么清楚地叫妈妈，虽然是在梦中，也着实让妈妈激动了好一会儿。朱朱还不到一岁呢！

2005 年元旦

今天晚上吃涮羊肉。朱朱兴趣不大，于是说"去沙发"。妈妈以为她想在沙发上玩会儿，就抱着朱朱往沙发走。一路上，发现朱朱一直盯着沙发扶手，两眼放光。妈妈这才知道朱朱的真实意图，是要玩放在沙发扶手上的蔬菜盆。于是，妈妈故意坐在沙发上挡住朱朱的去路。朱朱左突右冲，始终没有达到目的。停了片刻，忽然道"妈妈去吃饭吧"。狡猾的小家伙，居然会耍心眼了呢！

2005 年 9 月 10 日

　　朱朱上幼儿园已经快一个月了。看着朱朱和小朋友在幼儿园里追逐玩耍，妈妈常常忍不住会想：在短短两年半的时间里，到底是什么神奇的力量让我的朱朱从一个处处需要人照顾的、软弱无助的"小不点"，变成了今天这个能够与人自由交谈、有自己的想法和主张、充满活力的孩子？！

　　就像这位母亲一样，我们很多人都对人类生命早期的巨大变化感到困惑，并惊叹造物主的神奇。现代科学的研究显示，人类婴儿的所有这些变化都与脑——一块不足 3 斤的物质的成熟、发育有关。那么，这样一块神奇的物质到底是由什么构成的？它如何工作？经历了怎样的成长和进化历程？

第一章　神奇的脑

第一节　脑的进化

自地球上出现生物以来，无数物种曾经出现，又逐渐消失。从单细胞生物到人属物种，人脑的形成是迄今为止自然进化最伟大的成就之一，这个进化的过程经历了大约 10 亿年。

一　从变形虫到恐龙

随着物种的进化，脑的发展经历了从无到有、从简单到复杂、从低等到高等的过程。

（一）单细胞动物——变形虫

所谓单细胞动物，顾名思义，就是只有一个构成细胞的动物。

变形虫是一种具有代表性的单细胞动物。它没有专门的神经系统、感受器官和效应器官，而是由一个细胞执行所有的机能。变形虫的胞体能够向不同方向伸出长短不同的突起（即伪足），当遇到有利刺激（如食物）时，它会做出趋近反应；遇到有害刺激（如玻璃丝）时，则会退避。

尽管变形虫只有一个细胞，但是在细胞结构上仍有一些分化，即有内浆和外浆之分。其中内浆主要负责体内的功能，外浆主要负责与外界的接触。这种分化被认为是动物神经系统产生的前奏。

（二）多细胞动物——水母

从单细胞动物到多细胞动物，是动物进化史上的一个飞跃。原始的多细胞动物是腔肠动物，如水母、水螅、海蜇等。

多细胞动物已经开始具有专门接受某种刺激的特殊细胞。这些细胞

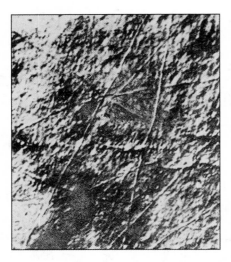

图1-1　水母的神经网

聚集在一起，就形成了专门的感觉器官和运动器官，以及协调身体各部分的神经系统。因为多细胞动物的神经系统中，每个神经细胞都有丝状突起，相互联合成网状，因此称为网状神经系统（见图1-1、图1-2）。这便是神经系统的最初形态。

网状神经系统的神经元之间的联系是原浆性的，既没有突触联结，也没有神经中枢。神经细胞的兴奋，可以向任何方向传导。因此，刺激多细胞动物身体的任何一点，都能引起全身性的反应。

（三）无脊椎动物——蚯蚓和蚱蜢

蚯蚓和蚱蜢分别代表了无脊椎动物两个不同的发展水平——环节动物和节肢动物。

无脊椎动物的神经系统比多细胞动物的更复杂、更集中，分工也更明确。无脊椎动物的神经系统已经达到较高的水平：首先，神经节向前部集中，形成了发达的头部神经节（即"脑"）；其次，由局部控制中枢（即神经节）来协调身体感受器官和肌肉

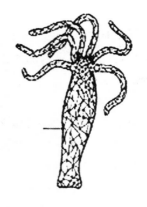

图1-2　水螅的网状神经系统

运动，而从头至尾的神经节索则把全身各个部分联合起来，协调运动。

1. 环节动物

以蚯蚓为例。环节动物的神经系统是一种链状神经系统（见图1-3）。可分为中枢神经和外周神经两部分，其中中枢神经主要由位于身体前端的"脑"和腹神经索构成，外周神经则由神经节发出的神经纤维组成，它们协同控制了全身的感觉和运动。

蚯蚓的神经系统中有三种神经元：感觉神经元位于体壁的表皮细

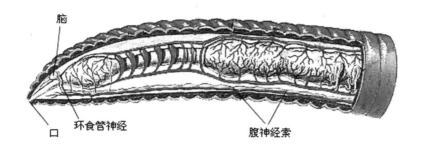

图 1 - 3　蚯蚓的链状神经系统

胞，可感受外界刺激并传递到中枢；联络神经元位于神经链上的神经节内，接受感觉神经传入的冲动，并传递到运动神经元；运动神经元的胞体位于中枢内，其神经纤维传递冲动到效应器。

各种神经元之间没有直接的接触，而是通过突触联结，这使得神经冲动的传递更加准确。

2. 节肢动物

昆虫是节肢动物的代表，其索状神经系统比环节动物的链状神经系统更集中，更复杂（见图 1 - 4、图 1 - 5）。

动物实验研究表明，节肢动物已经具有较强的感受能力，它们能够感受不同频率的声音，区分颜色和形状，分辨不同的气味。

不过，在动物心理的整个发展过程中，无脊椎动物仍处于较低级的水平。许多节肢动物尚不能整合各种感觉器官的信息，利用感官的协同活动对外界刺激做出反应。例如，当昆虫落网振动了蛛丝时，蜘蛛会过来捕食；但如果将不可食的物体投入网中，蜘蛛同样也会来捕食。也就是说，蜘蛛只对蛛网的振动做出反应，还不能同时利用视觉和触觉对外界影响做出综合反应。这在一定程度上降低了无脊椎动物行为的适应性和有效性。

（四）脊椎动物——恐龙

从无脊椎动物进化到脊椎动物，是动物进化史上又一个重大的进步。特别是体内背侧脊柱骨的形成（脊椎动物因此而得名），为神经系统的进一步发展提供了条件。

所有脊椎动物的脊柱骨内都有一条神经管，管状神经系统的出现为

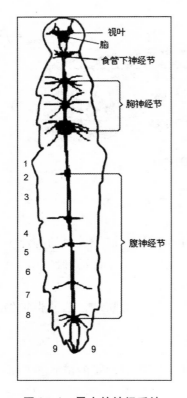

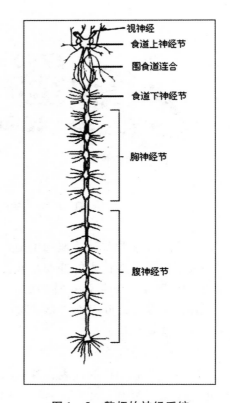

图 1-4   昆虫的神经系统   图 1-5   鳌虾的神经系统

脑的形成准备了条件。神经管的前端膨大部分首先形成脑泡,随后逐渐
发展成为相对独立的五个脑泡:前脑、间脑、中脑、延脑和小脑。脑的
出现,使得脊椎动物对外界环境的适应能力大大提高,行为也更加复杂
起来。

二   从鱼脑到人脑

脊椎动物神经系统的进化主要体现在脑的进化。从低等脊椎动物
(如鱼)到高等脊椎动物(哺乳类),脑的结构和功能都发生了巨大的
变化。

具体来说,主要表现在以下几个方面:

(一)脑的形态变化

从表 1-1 中可以看出,越低等的动物,脑部的形态构造越简单。

表 1 - 1 　　　　　　　　　不同水平的脊椎动物的脑及特征

脊椎动物类型	脑部特征	脑的示意图
鱼类	脑开始分为五个脑泡：端脑、间脑、中脑、小脑、延脑； 端脑包括大脑和嗅叶； 中脑背面有两个隆起的视叶； 间脑背面有松果体，腹面有垂体	
两栖类	脑分为五部分：大脑、间脑、中脑、小脑、延脑； 大脑半球分化较为明显，顶壁出现一些零散的神经细胞称为原脑皮	
爬行类	脑分为五部分：大脑、间脑、中脑、小脑、延脑； 大脑半球显著，大脑表层形成新脑皮； 间脑的松果体发达； 中脑和小脑均比两栖类发达，中脑视叶仍为高级中枢	
鸟类	脑分为五部分：大脑、间脑、中脑、小脑、延脑； 大脑皮层不发达，大脑和小脑表面都很平滑； 嗅叶退化，大脑顶壁很薄，但是底部发达为纹状体； 间脑：上丘脑，丘脑，下丘脑； 中脑充满视神经构成发达的视叶； 小脑比爬行类发达得多	
哺乳类	脑分为五部分：大脑、间脑、中脑、小脑、延脑； 大脑和小脑的体积增大； 大脑皮层加厚，出现了褶皱（沟和回）； 左右大脑半球通过许多神经纤维互相联络，此通路称为胼胝体； 间脑腹面有视神经交叉； 中脑和小脑相对不发达； 出现了边缘系统	

就鱼类来看,虽然已经具有五个脑泡,但端脑尚未发育成大脑;而两栖动物已经有比较明显的大脑两半球;爬行动物的大脑开始出现了大脑皮层,但皮层表面还很光滑;哺乳动物则进一步出现了边缘系统和大脑皮层的沟回,这大大地扩大了大脑皮层的表面积,为大脑皮层担负更重要的调节和指挥机能准备了物质基础。

(二) 大脑皮层相对大小的变化

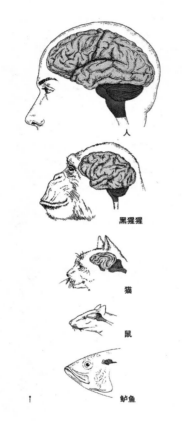

图1-6 脊椎动物脑的进化 (图中浅灰色的部分是大脑)

(资料来源: Worchel & Shebilske, 1989)

大脑皮层是整个神经系统的最高部位,是动物全部心理活动的最重要的器官,是动物各种复杂行为的最高指挥中心。随着生物的进化,大脑在整个脑组织中所占的比重越来越大(见图1-6)。人类大脑的重量约为脑的总重量的60%。

在脊椎动物脑的进化中,新皮层大小的增加具有重要的意义。研究证明,人类新皮层的容积是非人类灵长类动物新皮层容积的3.2倍,是具有相同体重的猩猩的新皮层容积的3倍。

(三) 大脑皮层内部结构的变化

脑机能的完善离不开大脑皮层结构的复杂化和完善化。在不同的进化阶梯上,大脑皮层不同区域的发展有显著的区别。

例如,大脑皮层的联合区。联合区的主要功能包括分析/整合信息、制订计划、协调活动、维持注意等,是大脑皮层上发展较晚的脑区。动物的进化水平越高,联合区在皮层上所占的面积越大。一般而言,低等哺乳动物(如老鼠)的联合区很小,感觉区和运动区很大;而人类大脑的联合区却占到皮层的4/5左右,比感觉区和运动区大得多。

再例如，额叶。额叶负责执行各种高级心理机能，如注意、记忆、形成计划、产生意志行动等，它的大小一直被认为与智商的高低有关。如图1-7所示，随着哺乳动物的进化，额叶的面积明显增大。

综上所述，脑的进化有两大特点：

1. 由低到高

在脑的进化过程中，低级中枢形成得较早，这些中枢通常负责维持生命的基本活动，如调节呼吸、心跳、体温等；而负责执行更复杂的心理和行为高级中枢则形成得较晚。

越是高级的中枢，出现得越晚。例如，边缘系统，它是负责学习和记忆的重要中枢，同时也调节着动物的本能行为和情绪反应。从进化上看，它是出现较晚的一个脑区，哺乳类以下的动物没有边缘系统。

2. "喜新不厌旧"

脑的进化并不是以新的结构去替换旧的结构，而是在旧脑的基础上不断添加新脑。也就是说，在进

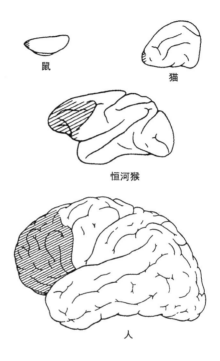

图1-7　四种哺乳动物的额叶示意图（图中阴影部分为额叶）

化的过程中，脑的低级中枢并没有消失，而是逐渐被后来发展的、脑的高级中枢所遮盖，掩藏于脑的内部。

不过，高级中枢一旦发展起来，就会对低级中枢产生调控作用。一些原来完全由低级中枢控制的功能，将改由高级中枢调节控制，从而使低级部位失去某些自发性。例如，低等动物中，完全由间脑控制的内分泌活动、基本情绪和生物性动机等过程，在人脑中均需接受大脑皮层的调节。再如，小马和小羊刚出生就能够走路，而人类婴儿的行走和其他运动则必须经过学习，根本原因就在于前者的行走动作是由低级中枢控制的，后者的行动却是由高级中枢皮层控制的。

第二节　人脑的结构与功能

在了解人脑的结构和功能之前，我们首先要知道一些有关人类整个神经系统的知识。

一　人类的神经系统

根据神经组织的部位和机能，可以将人的神经系统分为中枢神经系统和周围神经系统两大部分，其中每个部分又包含了若干结构和功能各异的部分（详见图1-8）。

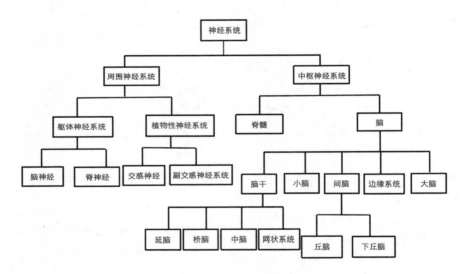

图1-8　人类神经系统的构成

（一）中枢神经系统

中枢神经系统的工作在于整合和协调全身的功能，加工全部传入的神经信息，并向身体不同部分发出命令。

中枢神经系统发出和接收信息是通过脊髓实现的。

1. 脊髓

脊髓是中枢神经系统的低级部位，位于脊椎管内，状似前后略扁的圆柱体。脊髓的上端与延髓相连，下端终止于一根细长的终丝（见

图1－9）。

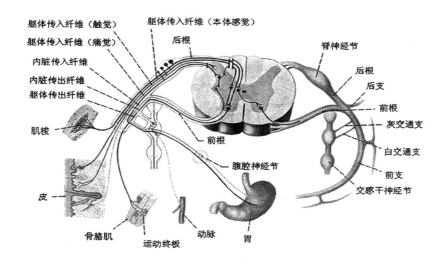

图 1－9 脊髓神经的组成和分布模式

在脊髓的横切面上可以看到，脊髓的中央是呈"H"形的灰质，它是由神经元的细胞体和大量的神经纤维构成的。

脊髓具有以下两种功能：

Ⅰ脊髓是联系脑和周围神经的桥梁。

一方面，感受器接受来自躯干和四肢的各种刺激，产生神经冲动后，先经由感觉传入神经传到脊髓，而后由脊髓的中间神经元传导到脑，进而在脑内进行更高级的分析和综合。另一方面，由脑发出的指令，也必须通过脊髓，由运动神经传导至相应的效应器官，从而引起肌肉、腺体的活动。

由于脊髓担负着连接脑与周围神经的重要职能，因此一旦脊髓的神经受到损伤，就会导致腿或躯干的麻痹，机体出现感觉和运动功能障碍。麻痹的程度取决于受损脊髓的高度，受损部位越高，麻痹程度就越严重。如果是胸椎和腰椎损伤，可能导致双下肢瘫痪；如果是颈椎损伤，则往往是四肢瘫痪。

Ⅱ脊髓作为低级反射中枢，也可独立完成一些简单的反射活动。

脊髓协调身体的活动，并负责不需要脑参与的简单的、直接的动作反射，如膝跳反射、跟腱反射、排便反射等。在这种情况下，传入的感觉神经元将神经冲动传入脊髓后，脊髓中的中间神经元不再将其传至脑部，而是直接传到运动神经元，完成反射活动。

2. 脑

脑在颅腔内，由脑干、小脑、间脑、边缘系统和大脑组成。脑是神经系统的高级中枢，在个体的心理发展上具有特别重要的意义。

关于脑的具体结构和功能将在下一节中详细介绍。

（二）周围神经系统

周围神经系统是指除脑和脊髓以外的所有的神经元及其神经纤维，它的一端与中枢神经系统相连，另一端与身体的其他器官、系统相联系。

周围神经系统的功能是将感受器的信息提供给中枢神经系统，并传递脑对躯体器官和肌肉的命令。

根据支配对象不同，可以将周围神经系统分为躯体神经系统和植物性神经系统。

1. 躯体神经系统

躯体神经系统遍布于头、面、躯干和四肢内，主要是调节身体骨骼肌的动作，如转头、行走、打字等。躯体神经系统由脑神经和脊神经两部分组成。

脑神经是指由脑的左右两侧发出的 12 对神经，主要负责头面部的感觉和运动。

脊神经由脊髓发出，从脊柱的每对脊椎骨之间穿出，共 31 对。其中颈神经 8 对，胸神经 12 对，腰神经 5 对，骶神经 5 对，尾神经 1 对。

脊神经主要负责颈部以下的身体感觉和运动。自脊髓发出后，脊神经总是向下行，因而任何一节脊髓受损伤，都将导致这节脊髓和这一节以下的神经组织丧失其功能。

2. 植物性神经系统

植物性神经主要分布于心脏、呼吸器官、血管、胃肠平滑肌和腺体上，其功能是调节、支配全部内脏器官的活动，维持机体的基本生命过程。

植物性神经系统又可分为交感神经和副交感神经系统两部分。交感神经支配应急形势下的行为，副交感神经系统调节常规环境下的行为和体内生理过程。

一般来说，植物性神经系统是不受人的主观控制的，是不随意的。例如，体温的高低和心脏的活动，通常都不是我们所能控制的，所以植物性神经系统也称自主神经系统。不过，研究也发现，通过特殊的生物反馈训练，我们可以在一定程度上调节体温，加快或减慢心跳的速度。

二　脑的结构与功能

脑是人类中枢神经系统最重要的组成部分。

根据进化发展的顺序，可以将脑结构由内到外分为三个相互联系的层次：

位于脑部最深层的中央结构是比较古老的脑结构，主要由脑干和小脑构成，负责心率、呼吸、吞咽和消化等与维持生命有关的活动；

包在这个中央结构外围的是边缘系统和丘脑系统，它们与维持基本生物需要、动机、情感和记忆过程有关；

包在这两层脑结构之外的是大脑，是人类高级心理活动的中枢。

（一）脑干

脑干是脑的中轴部分，上承大脑半球，下接脊髓，呈不规则的柱状（见图1－10）。

从进化的观点看，脑干是人脑中最古老的部分。脑干的主要功能是维持个体生命，心跳、呼吸、消化、睡眠等重要的基础生理活动，都与脑干的功能有关。

尽管脑干控制的活动比脊髓控制的活动复杂些，但大部分的活动仍属反射性，是不随意的。脑干的主要构成部分有延脑、桥脑、中脑和网状结构。

1. 延脑

延脑，也称延髓。它位于脑干的最下部，与脊髓相连，背侧覆盖着小脑。

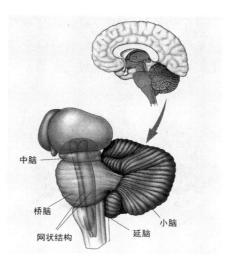

图1－10　脑干

延脑和基本生命活动有密切关系，支配着人的呼吸、心跳、吞咽、排泄等活动，因而又叫"生命中枢"。对个体来说，延髓的损伤将是致命的。

2. 桥脑

桥脑是紧贴在延脑上方的脑结构，位于延脑与中脑之间。

桥脑不仅是中枢神经与周围神经之间传递信息的必经之地，而且是连接大小脑的"桥梁"。

另外，桥脑对人的睡眠也具有调节和控制的作用。

3. 中脑

中脑位于脑干的最上部。上接间脑，下接桥脑，恰好是整个脑的中点，故称为中脑。

在进化过程中，中脑的变化是最小的，同时也是脑干中最少分化的部分。

从横切面看，中脑可分成三个部分：①中央灰质，其腹侧和两侧的神经核团支配着眼球和面部肌肉的活动。②中脑四叠体：在中央灰质背面。其中上丘是视觉反射中枢，下丘是听觉反射中枢。③大脑脚：它是神经和神经核的集中地。其中的黑质与红核，与调节身体姿势和随意运动有关。

4. 网状结构

在脑干各段的广大区域分布着一种灰质和白质交织混杂的结构，这就是网状结构。网状结构可以分成上行系统和下行系统。上行网状结构主要控制着机体的觉醒或意识，与维持注意有密切关系，如果受损可能导致机体陷入持续的昏迷状态。下行网状结构主要对肌肉紧张有易化和抑制作用，可以加强或减弱肌肉的活动状态。

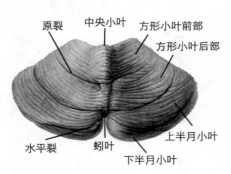

图 1-11　小脑顶面观

（二）小脑

小脑是脑的第二大部分，位于大脑及顶叶的下方，正好在脑干的背面。小脑分左右两半球，小脑皮层的表面积约 1000 平方厘米（见图 1-11）。

小脑的主要功能是协助大脑维持身体的平衡与协调动作。一些复杂的运动，如骑车、游泳、舞蹈等，一旦学会，就会编入小脑，并能自动进行。因此，人们一旦学会骑车，即使多年不骑，也不会忘记。

小脑损伤时，个体会出现痉挛、运动失调，丧失简单的运动能力等症状。

（三）间脑

间脑主要由丘脑和下丘脑组成。

1. 丘脑

在脑干上方、大脑两半球中央底部，有两个对称的、鸡蛋形的神经核团，叫作丘脑。

丘脑是外周感官的神经冲动传至大脑的中继站。除了嗅觉以外，所有来自外界感官的输入信息，都要通过这里再传向大脑皮层，进而产生视、听、触、味等感觉。

当丘脑被激活时，个体的情绪阈限明显下降，有机体的情绪性提高，情绪行为模式也相应改变。

2. 下丘脑

下丘脑，也称为视丘下部，位于丘脑的正下方，是一个很小的神经结构。下丘脑在个体的日常活动中扮演着重要角色。

首先，下丘脑对维持身体内部的平衡，控制内分泌腺的活动有重要意义。

下丘脑是调节交感神经和副交感神经的主要皮下中枢。当身体的能量储存降低，下丘脑会激发机体寻找食物和进食；当体温降低时，下丘脑会引起血管收缩，并产生非随意的微微颤动（打寒战），以便产生热量来平衡体温的降低。

其次，下丘脑对情绪也起重要的作用。它与脑垂体、肾上腺共同形成情绪激活系统，参与情绪的发生并起重要作用。例如，刺激下丘脑的外侧核，会导致个体兴奋、发怒、好斗；刺激内侧核的旁室区，则会引起恐惧和自惩行为。

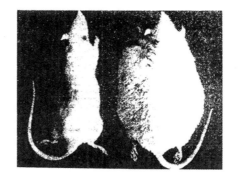

图 1 - 12　切除下丘脑底部的白鼠体重大增

（资料来源：Hetherington & Ranson，1940）

当下丘脑有病变时，常发生严重的情感反应及饮食行为异常。例如，双侧下丘脑外侧部的病损会导致厌食，而双侧下丘脑内侧部病损则会导致放纵饮食、躁动、发怒等症状。

（四）边缘系统

在大脑两半球内侧面的最深处，在大脑与间脑交接处的边缘，有一个穹隆形的结构，这就是边缘系统。从进化的观点看，边缘系统比脑干、丘脑和下丘脑、小脑出现得更晚些，哺乳类动物以下的动物没有边缘系统。

边缘系统是一个结构和功能都十分复杂的结构。

边缘系统所包括的大脑部位相当广泛；如梨状皮层、眶回、扣带回、胼胝体下回、海马回、脑岛、颞极、杏仁核群、隔区、视前区、海马以及乳头体等都属于边缘系统。这些结构通过穹隆、髓纹、终纹等传导束相互联系（见图 1 - 13）。

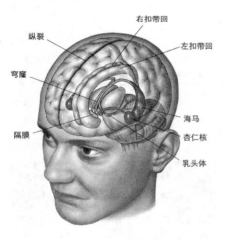

图 1 - 13　边缘系统的结构模式

1. 边缘系统与本能活动有关

在哺乳动物中，边缘系统能调节下丘脑和脑干的功能，同时控制某些本能行为的模式（如攻击），使有机体能在多变的环境中更灵活地适应。哺乳类以下的动物，由于没有边缘系统，它们的哺喂、交配、攻击或逃避行为只能通过刻板的行为方式实现。

2. 边缘系统是重要的学习和记忆中枢之一

脑科学的最新研究显示，边缘系统中最大的脑结构——海马，在外显记忆（即有意识的记忆）的获得中具有重要作用。

海马部位受到损伤的个体只能回忆出损伤以前的事情，但却失去了把新信息存入长时记忆的能力。不过，海马的损伤并不妨碍个体获得内隐记忆（即自动的、无意识记忆）的能力，所以这些病人仍能学到新的技能。与正常人不同的是，病人自己不能记住该技能，也无法回忆自己学习该技能的过程。

3. 边缘系统与情绪有密切的关系

动物研究发现，损伤猴、猫、狗等动物的前杏仁核、海马、穹窿、视交叉前区、嗅结节及隔区等边缘系统前主要部分，可以使动物出现"假怒"现象。例如，被切除隔区的大鼠，会反复攻击在面前出现的钢棒，其行为激动和狂暴，一反手术前的驯顺。损伤大鼠的视交叉前区，也出现同样的情绪反应。因此，人们认为边缘系统的上述部位能单独地，或是与其他神经部分协同地发出一种抑制性影响，能使动物不出现粗野的情感活动。

而边缘系统另一些区域受伤，则可使动物失去攻击能力。例如，损伤扣带回常使动物的情感反应减弱或消失，发怒阈值升高，出现一种"社会性的淡漠"或是"失却恐惧"的症状。这种"失却恐惧"的动物，对于一般必须躲避的严重损伤性刺激，也表现得无动于衷。

研究还证明，杏仁核在情绪控制和情绪记忆的形成中具有重要作用，杏仁核一些区域的损伤会影响个体对面部表情的识别能力。

另外，有研究者还发现边缘系统的某些部位受到刺激时，会引起愉快的情绪体验。曾有研究者将电极埋藏在动物的下丘脑以及边缘系统其他部位，并把控制电刺激的开关安装在实验箱内，使动物能够操纵，进行"自我刺激"。结果发现，有些动物"自我刺激"每小时竟达数千次之多！直到动物衰竭为止。而引起"自我刺激"的最有效区域是下丘脑后部或乳头体前区，其次是中脑被盖部的隔区，内侧前脑束等部位。有人认为引起动物连续"自我刺激"的原因，可能是电刺激上述区域时令实验动物产生了某种"愉快"体验，因此边缘系统的这些区域也被称为"快乐中枢"。

（五）大脑

大脑是人类心理活动的高级中枢。从外观上看，大脑分左右两个半球，重量约为脑的总重量的60%。

大脑两半球之间有一束较粗的神经纤维，叫作胼胝体。它负责大脑两半球之间的信息发送和传递。

1. 大脑的沟裂和脑叶

大脑半球的表面布满隆起的脑回和深浅不同的沟或裂。这些皱褶使得大脑皮层的面积得以扩大，增强了大脑处理信息的能力。

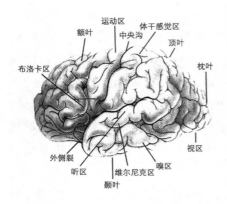

图 1-14　大脑半球的侧面观

在众多的沟裂中，有三个沟裂最为重要：中央沟、外侧裂（沟）和顶枕裂（沟）。中央沟位于大脑半球靠近中央的位置，是一条自上而下的脑沟，它把每个脑半球垂直地分成两部分；外侧裂是一条斜向的深裂，它开始于大脑半球的底部，转到外侧面，由前下方行至后上方，将每个半球在水平方向分成两部分；顶枕裂位于脑半球内侧面的后部。

外侧裂、中央沟和顶枕裂一起，将大脑半球分成额叶、顶叶、枕叶和颞叶几个区域（见图 1-14）。

额叶位于外侧裂之上和中央沟之前，具有运动控制和进行认知活动的功能，如筹划、决策、目标设定等功能。

顶叶主要负责触觉、痛觉和温度觉，位于中央沟之后。

枕叶是视觉信息到达的部位，位于后头部。

颞叶主要负责听觉过程，位于外侧裂下部，即每个大脑半球的侧面。

大脑皮层上的沟裂将皮层分隔成四个脑叶：额叶、顶叶、颞叶和枕叶。

2. 大脑皮层

在大脑的外表面，由数十亿细胞组成的约 3.5 毫米的神经组织，称为大脑皮层（或大脑皮质）。大脑皮层由神经元的胞体和无髓鞘神经纤维构成，呈灰色。皮层的总面积约为 2200 平方厘米。

构成大脑皮层的神经细胞有六层，从外到内依次：分子层、外颗粒层、锥体细胞层、内颗粒层、节

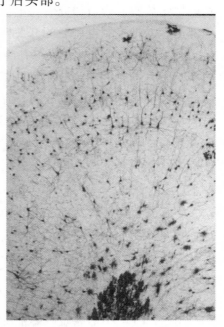

图 1-15　大脑皮层细胞

细胞层、多形细胞层。它们由不同类型的神经细胞组成，其中颗粒细胞接收感觉信号，锥体细胞传递运动信息。

大脑皮层的下方是由大量髓鞘化了的神经纤维组成的白质，负责大脑的脑回之间、脑叶之间、两半球间及皮层与皮下组织间的联系。

3. 大脑皮层的分区及机能

根据前人的研究成果，一般把大脑皮层分成感觉区、运动区、言语区和联合区等几个机能区域（见图1－16）。

（1）感觉区

感觉区是大脑皮层上接收和加工外界信息的区域，包括视觉区、听觉区和躯体感觉区。

皮层视觉区是视觉的高级中枢，位于两半球的枕叶内。如若大脑两半球的视觉区被破坏，即使眼睛的功能正常，人也将完全丧失视觉成为全盲。

皮层听觉区位于两半球外侧的颞叶内，是听觉的高级中枢。

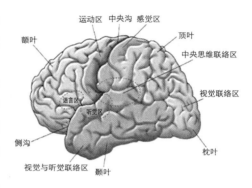

图1－16　大脑皮层的分区

如若大脑两半球的听觉区受到破坏，即使双耳的功能正常，人也将完全丧失听觉成为全聋。不过，如果只是一侧半球的听觉区受损伤，则对个体的听觉能力的影响不大。因为每只耳朵所产生的神经冲动，都能同时传递到两侧半球的听觉区，产生听觉。

躯体感觉区位于中央沟后面的一条狭长区域（中央后回）内，它接收来自皮肤、肌肉和内脏器官的感觉信号，产生触压觉、温度觉、痛觉、内脏感觉和本体感觉等（见图1－17）。

躯干、四肢在躯体感觉区的投射关系是左右交叉、上下倒置的。也就是说，大脑右半球的感觉皮层接收身体左侧的感觉信息，左半球则接收身体右侧的感觉信息。中央后回的最上端的细胞，主宰下肢和躯干部位的感觉；由上往下的另一些区域主宰上肢的感觉。

有意思的是，身体的各个部位在感觉区的分布大小与外观有很大的区别，它不是身体表面的简单翻版。躯体感觉皮层的分布主要依赖于感觉输入纤维的电位活动情况，那些拥有更多的感受器和更多的感觉经验

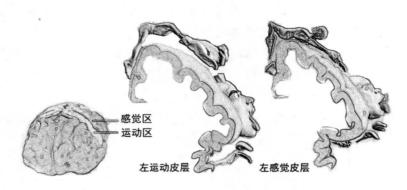

感觉区
运动区

左运动皮层   左感觉皮层

图 1 - 17　躯体感觉皮层和运动皮层示意
（资料来源：《科学》2003 年第 11 期，第 58 页）

的身体部位，在感觉皮层的争夺中具有更大的优势。例如，手指、嘴唇等体表的敏感部位，它们占据了感觉区更大的区域；而其他不敏感的部位，如后背和腿，则只占了相当小的皮层区域，尽管从身体外观上来说它们较大些。

（2）运动区

皮层运动区位于中央前回和旁中央小叶的前部，与躯体感觉区隔中央沟相对。

运动区控制着身体内外所有 600 多块随意肌的运动，产生随意动作。如果皮层运动区的某一部分受到伤害或病变，它所控制的身体部位将丧失随意运动的能力。

运动区与躯干、四肢运动的关系也是左右交叉、上下倒置的。由一侧半球发出的运动指令传向身体对侧的肌肉。身体的下部，如脚趾的肌肉，受皮层运动区顶部神经元的控制；运动区其余的细胞则与上肢肌肉的运动有关。

同样，身体各部位在运动区的投射面积不取决于各部位的实际大小，而取决于它们在机能方面的重要程度。那些活动较多的部位在运动区所占的面积也较大，运动皮层的两个最大区域分别支配了手指（特别是大拇指），以及和饮食、言语活动相关的肌肉活动。

（3）言语区

在人类的大脑皮层中，有专门负责言语活动的神经中枢，即言语区。若损坏了这些区域将引起各种形式的失语症。

大多数人的言语区是在大脑的左半球。

专栏：言语区的发现

1861 年，法国著名的外科医生布洛卡第一个发现了大脑左半球的言语区。当时在布洛卡服务的医院里，有一个特殊的病人，他的发音器官正常，但却不能言语，只能用手势表达语意。在该患者死后，解剖发现他的大脑左半球额叶的后下方，靠近外侧裂的一处神经组织已经损坏了。经证实，该区损坏就是导致患者丧失言语表达能力的原因。后来，这个区域就被命名为布洛卡区（见图 1 - 18）。

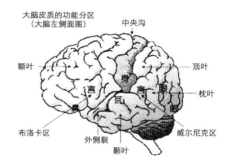

图 1 - 18　大脑皮层上的言语区

布洛卡区是一个言语运动区，它通过邻近的运动区控制说话时的舌头和颚的运动。该区域受损就会发生运动性失语症。

后来，学者们又陆续发现了另一些与人类言语活动有关的脑区。

例如，位于颞叶上方、靠近枕叶处的威尔尼克区。它是一个言语听觉中枢，与理解口头言语有关，损伤这个区域将引起听觉性失语症。也就是说，病人不理解口语单词，不能重复他刚刚听过的句子，也不能完成听写活动。

再比如，在顶枕叶的交界处，有一个言语视觉中枢。损坏这个区域将导致视觉失语症，或称失读症。失读症的病人会表现出对书面言语的理解障碍，即看不懂文字材料，尽管在脑损伤以前这些病人是能够理解和阅读书面材料的。

近年来，脑成像技术的研究也证实，不同的言语活动涉及的脑区不同，生成动词会激活左半球额下回和颞中回；听单词则会引起威尔尼克区的活动，说单词则引起前额叶的活动（见图 1 - 19）。

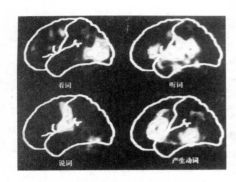

图 1-19　在不同的语言作业中大脑不同脑区的激活

（资料来源：Posner，1988）

（4）联合区

并非所有的大脑皮层都参与了加工感觉信息或向肌肉发送动作指令。事实上，除上述明显有不同机能的区域外，人脑的大部分皮层的功能与解释和整合信息有关。这些具有整合功能的脑区就称为联合区。

联合区不接受任何感受系统的直接输入，从这个脑区发出的纤维，也很少直接投射到脊髓支配身体各部分的运动。

从进化的过程来看，联合区是大脑皮层上发展较晚的脑区。动物的进化水平越高，联合区在皮层上所占的面积就越大。低等哺乳动物（如老鼠）的联合区在皮层总面积中占的比例很小，而人类大脑皮层的联合区却占 4/5 左右，比感觉区和运动区要大得多（见图 1-20）。从下图中可见，六种哺乳动物的脑中，负责执行某种特定功能（视、听或运动）的皮层区域的比例有明显差异。进化水平越高，皮层中非特异区（白色部分）的比例越高，这意味着有更多的皮层区域可以从事整合多种信息的工作。

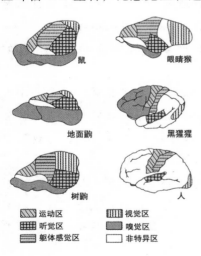

运动区	视觉区
听觉区	嗅觉区
躯体感觉区	非特异区

图 1-20　不同水平哺乳动物的大脑功能区比例分布情况

由于联合区主要涉及各种高级的心理机能，因此，联合区的损伤往往导致比较严重的心理机能缺陷。

例如，颞叶下部的视觉联合区受损，会导致视觉不识症。病人可以看见光线，视敏度也基本正常，但不能认识和分辨物体的不同形状；或者他们能看见物体，但却不能称呼它，也不知道它有什么用处。

再例如，位于额叶的前额联合区，主要负责调节人类复杂的、有意识的活动的机能系统，与产生意图、制订计划、执行程序、监督和控制活动以及维持稳定的注意有密切关系。如果因意外事故而损伤额叶，就会破坏一个人的行为能力，并引起人格的改变。

三 大脑两半球的差异研究

看起来非常相似的大脑两半球，实际上在大小、结构和功能上都存在明显的差异。

一般而言，人的大脑右半球略大、略重于左半球，但左半球的灰质多于右半球；左右半球的颞叶也具有明显的不对称性。

大脑两半球不仅在解剖上存在差异，而且在功能上也各有侧重。19世纪下半叶，科学家首先发现，对右利手的人来说，大脑左半球为言语的优势半球。此后有关大脑单侧化的研究一直吸引着人们的目光。

20世纪60年代，"割裂脑"技术的出现进一步促进了大脑单侧化的研究。大量的研究说明，在心理机能上，两半球确实有着不同的分工。左半球擅长逻辑的、分析的思维，主要负责言语、阅读、书写、数学运算和逻辑推理等；右半球擅于形象的、综合的思维，主要负责知觉物体的空间关系、情绪、欣赏音乐和艺术等（见图1－21）。

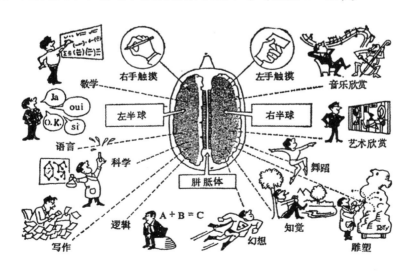

图1－21 大脑两半球功能的一侧优势

（资料来源：Sperry，1970）

23

需要指出的是，大脑两半球的功能差异并不是绝对的。现代神经科学的研究结果显示，大脑两半球的前额区都参与情绪的调节和表达，只是两半球对不同性质的情绪的反应存在差异。大脑的右前额区更多地卷入了消极情感的体验和表达，而左前额皮层则与积极情感的体验和表达有关。

另外，近年来的许多研究也发现，右半球在语言理解中同样起重要作用。在加工复杂程度不同的句子时，右半球上与左半球言语区对应的部位也会激活，只是激活的强度低于左半球。

专栏："割裂脑"与大脑单侧化研究

在正常情况下，大脑的两个半球是协同工作的，它们借助胼胝体互通信息。因此，我们很难确定大脑两半球在功能上的差异。

20 世纪 60 年代，"割裂脑"技术出现，为大脑单侧化研究提供了可能性。

"割裂脑"技术源于对癫痫病人的治疗。因为导致癫痫发作的大脑皮层变异通常从一侧半球开始，然后再蔓延到另一侧。为了防止癫痫发作时，过度的电活动在两半球间迅速扩展，使病变由脑的一侧蔓延到另一侧，医生尝试通过手术切断联结两半球的胼胝体，从而使大脑的两半球变成两个独立的组织。这就是"割裂脑"手术。

这种手术一般是成功的。手术后，病人的行为在多数环境下是正常的，如视觉、听觉、运动等。但是，他们在命名、知觉物体的空间关系和理解语言上却出现了选择性的障碍。这引起了心理学家的兴趣，他们以此类病人为对象，开始了一系列大脑单侧化的研究，旨在探讨两半球各自的功能所在。

在一项研究中，研究者设计了一种实验情境，使视觉信息分别被呈现给每个半球：在左视野出现一个钉锤的图形，在右视野出现一个玫瑰花的图形（见图 1-22）。这样，由钉锤刺激所引起的视觉，经视网膜右半边的神经元，传递到大脑的右半球；由玫瑰刺激所引起的视觉，经视网膜左半边的神经元，传递到大脑的左半球。实验结果发现，被试只回答说看见玫瑰。这是由于大多数人的言语由左半球控制，所以左半球可以把看到的信息告诉研究者，而右半球则不能。"玫瑰"投射在左半球，所以能命名；"钉锤"投射在右半球，因而不能用言语描述。

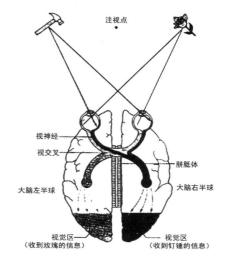

图1-22　胼胝体分割后的视觉现象

在另一项研究中，研究者蒙住"割裂脑"病人的眼睛，然后将一件熟悉的物品（如铅笔）放在他的手中，并要求其说出物品的名称。结果发现，由于躯体感觉的传递是左右交叉的，放置在左手的物品的感觉信息会传递至右脑，放置在右手的物品的感觉信息会传递至左脑。因此如果把铅笔放在左手上，他可以用动作表示铅笔的用途，但不能用语言描述它；如果把铅笔换到右手上，病人马上就能用言语做出报告。再次证明了就语言功能而言，左半球是优势半球，右半球是非优势半球。

还有一些研究则发现，右半球也有自己的优势功能。右半球在涉及空间定位、图形认知、形象思维等任务上的表现优于左脑。例如，让病人根据积木的颜色来排列某种图形，那么他可以用左手而不能用右手完成任务。

总体看来，在加工信息时，左半球倾向于分析式风格，注重逻辑和细节；右半球倾向于全息式风格，从整体模式上处理信息。所以左半球在大多数需要分析细节的问题解决中都具有重要作用。但是，这并不意味着左半球更优秀。当需要解决的是创造性或灵感爆发的问题时，右半球的功能就变得明显起来，它能够广泛搜索解决这类问题所需的记忆以帮助问题的解决。

因此，为了更好地发挥大脑功能，更好地应对生活中的各种活动，工作、学习、人际交往等，应当避免大脑的偏侧化发展，左右同步的"全脑开发"才是最有利的。

第二章 脑的工作

　　在上一章，我们已经了解了脑的结构和功能。那么组成脑的基本单位是什么？它们又是怎样工作的？大脑如何传递来自内外环境的各种信息？

第一节　脑的基本单位

　　在人类的神经系统中，有两种不同类型的细胞：神经元和神经胶质细胞。它们是脑的基本建构单位。一个成年人的脑中大约有 1000 亿个神经元和 10000 亿个以上的神经胶质细胞。它们共同构成了人体内庞大的神经网络。

一　神经元——脑的基石

　　神经元也称神经细胞，它是神经系统结构和功能的基本单位，能接

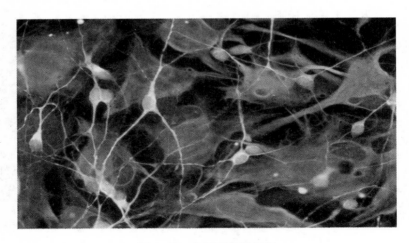

图 2-1　电镜下的神经元

收、加工和传递信息到体内其他细胞。

神经元的增殖主要发生在出生前，出生后人类个体的神经元数量增长很少。

（一）神经元的结构

在哺乳动物的脑内，已确认的神经元类型有 200 多种，形态各异（见图 2 - 2）。

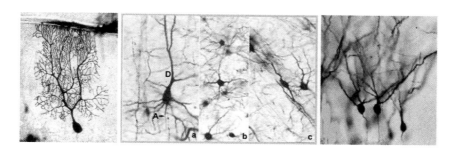

说明：从左至右依次是：海马神经元、大脑皮质神经元和小脑普肯野细胞。

图 2 - 2　形态各异的神经元

尽管各种神经元的形状、大小、化学成分和功能各异，但是它们的基本结构是相同的，一般由胞体、树突和轴突三部分构成（见图 2 - 3）。

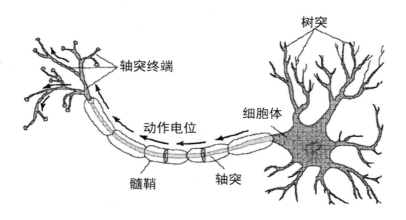

图 2 - 3　神经元结构模式

1. 信息加工者——胞体

神经元的细胞体通常被称为胞体，是神经元的代谢和营养中心，负责维持细胞的生命，同时也具有整合加工信息的功能。

胞体的最外层是细胞膜，内含一个大而圆的细胞核，细胞膜与细胞核之间的物质是细胞质。胞体的形态存在很大的差异，有圆形、菱形、星形和锥体形。

神经元的胞体上有很多突起，分为树突和轴突两种。

2. 信息接收者——树突

树突较短，形状就像树的分枝。其主要功能是接收感受器或其他神经元的刺激信号，并将信息传给胞体。

大多数的神经元具有很多根树突，它们从胞体的一端或四周长出，形态各异。

3. 信息发送者——轴突

轴突一般较长，有的神经元的轴突甚至长达 1 米。轴突的作用就是将神经冲动从胞体中传出，经终扣传递给腺体、肌肉或其他神经元。

与树突不同，每个神经元只有一根轴突，除了接近末梢处之外，轴突各段落之间的粗细无明显差别。轴突主干的分枝很少，但是在末梢处会分成许多细小的分支，每个分支的末端稍微膨大呈球状，称为终扣（或终止扣）。

神经元一般只沿一个方向传递信息：从树突通过胞体沿轴突传到终扣。

（二）神经元的分类

1. 根据神经元的功能划分

根据神经元功能的不同，可以将其分为三类：（1）感觉神经元。又称传入神经元，它们直接与感受器相连，负责将信息传向中枢神经系统。（2）运动神经元。又称传出神经元，直接与效应器相连，把信息从中枢神经系统传递到肌肉和腺体，产生相应的活动。（3）中间神经元。它们接收来自感觉神经元的信息，并将信息传递到其他中间神经元或运动神经元，因此也称联络神经元。动物越进化，中间神经元越多。人脑内的大部分神经元是中间神经元。

2. 根据突起数量划分

根据神经元突起的形态与数目，又可把神经元分为：多极神经元、

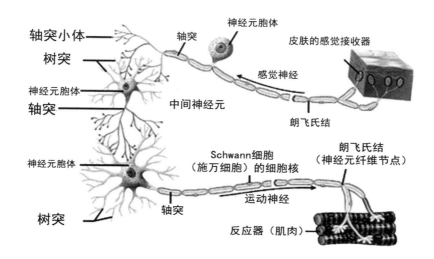

图 2-4 感觉神经元、运动神经元和中间神经元模式

双极神经元和假单极神经元。

多极神经元：有一个轴突和多个树突；

双极神经元：有一个轴突和一个树突；

假单极神经元：胞体上只有一个突起，一定距离后呈"T"形分为两支。一支进入中枢神经系统，称为中枢突（轴突）；一支分布在周围器官，称为周围突（树突）。

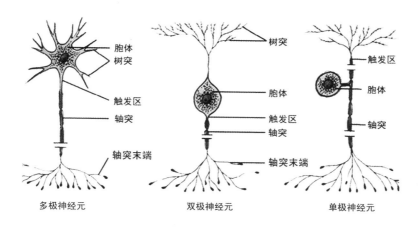

图 2-5 不同类型神经元的图例

二　神经胶质细胞

在神经元与神经元之间有大量的神经胶质细胞，它们的数量远比神经元多，大约是神经元数量的 10 倍。

与神经元不同，神经胶质细胞终生保持分裂能力。也就是说，在人的一生中，可以不断有新的神经胶质细胞产生。

（一）神经胶质细胞的结构

与神经元一样，神经胶质细胞也是由细胞体和突起两部分构成（见图 2－6）。不同的是，神经胶质细胞的突起没有树突和轴突之分，也没有传导神经冲动的功能。

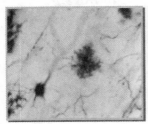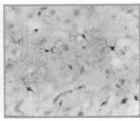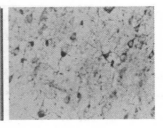

说明：图中从左至右依次是：少突胶质细胞、小胶质细胞和星形胶质细胞。

图 2－6　神经胶质细胞

（二）神经胶质细胞的功能

神经胶质细胞同时肩负着多种职能，对整个神经网络的建立与维护有着重要的意义。

1. "粘胶"

神经胶质细胞中的胶质一词来源于希腊词"粘胶"，意为它们能像胶水一样把神经元黏结在一起，这是神经胶质细胞的一个重要功能。

在神经发育的过程中，神经胶质细胞为神经元的生长提供线路和支架。它们帮助新生的神经元找到自己在脑内的适当位置，同时也为成熟的神经元提供支架。

2. "清道夫"

神经胶质细胞的第二种功能是清理脑内的环境。

当神经元受损或死亡时，附近的神经胶质细胞会增生，以吸收过量的神经递质和神经元间隙中的其他物质，吞噬受损或死亡神经元的垃圾。

3. "绝缘胶布"

神经胶质细胞的第三种功能是绝缘作用。某些特异化的神经胶质细胞，会在神经元的轴突的周围形成一层绝缘层——髓鞘，以防止神经冲动从一根轴突扩散到另一根轴突。髓鞘的形成可以大大增加神经信号传递的精确性和速度。

4. "防火墙"

胶质细胞的第四种功能是形成血脑屏障。

血脑屏障是脑内毛细血管周围一种脂肪性的连续包膜，它可以阻止血液中的某些物质（非脂溶性物质）进入脑部，从而对脑组织起到保护作用，因为许多毒物和其他有害物质都是非脂溶性的。不过，血脑屏障并不会阻碍营养物质和代谢产物等脂溶性物质进出脑组织。

（三）神经胶质细胞的类型

1. 星形胶质细胞

星形胶质细胞有支持、营养和绝缘的作用，也参与脑内免疫反应和神经递质代谢。另外，星形胶质细胞的有些突起末端可以扩大形成脚板，贴附在脑内毛细血管的周围，形成保护脑组织的血脑屏障。

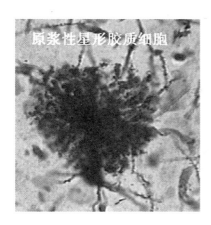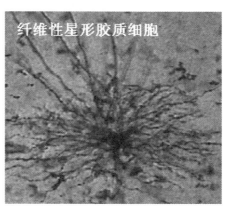

说明：星形胶质细胞体积较大，呈星形，胞体上长有许多长突起，伸展在神经元的胞体和突起之间。上图中左侧为纤维性星形胶质细胞，右侧为原浆性星形胶质细胞。

图 2-7　星形胶质细胞

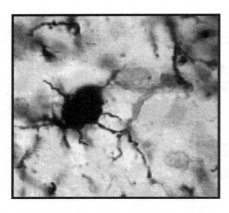

图 2-8　少突胶质细胞

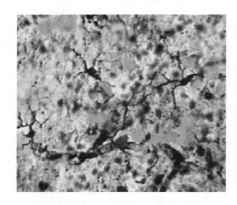

图 2-9　小胶质细胞

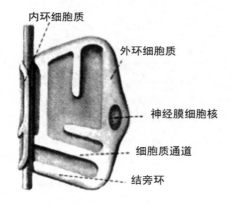

内环细胞质

外环细胞质

神经膜细胞核

细胞质通道

结旁环

图 2-10　展平的施万细胞

2. 少突胶质细胞

少突胶质细胞的突起末端可以扩展为扁平状，包卷住神经元的轴突形成髓鞘。同时，少突胶质细胞还有吞噬神经损伤后残留的髓鞘的作用。破坏少突胶质细胞会引起中枢神经系统的脱髓鞘疾病，引起复视、震颤、麻痹等问题。

少突胶质细胞是形成中枢神经系统的髓鞘的胶质细胞，胞体小。

3. 小胶质细胞

小胶质细胞的胞体小，数量较少，是脑内的清道夫。当神经元受损或死亡时，附近的小胶质细胞就会被激活和增生，转变为巨噬细胞，吞噬受损或死亡细胞的碎片和退变的髓鞘。

4. 施万细胞

一种周围神经系统内的胶质细胞，扁而薄，呈筒状包裹在周围神经的轴突周围，形成髓鞘（见图2-10）。施万细胞在神经再生中也起到重要作用，它可以产生大量的神经营养物质和其他的细胞因子及细胞黏附分子。

表 2 - 1　　　　　　　　　不同类型神经胶质细胞的形态和功能

名称	位置	形态特征	功能
星形胶质细胞	中枢神经系统	体积较大，呈星形，胞体上长有许多长突起	有支持、营养和绝缘的作用；参与脑内免疫反应和神经递质代谢；形成保护脑组织的血脑屏障
少突胶质细胞	中枢神经系统	胞体小	形成髓鞘；吞噬神经损伤后残留的髓鞘
小胶质细胞	中枢神经系统	胞体小，数量较少	吞噬受损或死亡神经元的碎片和退变的髓鞘
施万细胞	周围神经系统	扁而薄	形成髓鞘；在神经再生中起重要作用

三　神经纤维

神经纤维由神经元的轴突和包在它外面的髓鞘、神经膜组成，其功能是传导神经冲动。

根据包裹轴突的胶质细胞有否形成髓鞘，可以将神经纤维分为有髓神经纤维和无髓神经纤维。

（一）有髓神经纤维

有髓神经纤维的轴突，除了起始段和终末外，均包有髓鞘。髓鞘分成许多节段，各节段间的缩窄部称为郎飞结。轴突的侧支均是从郎飞结处长出。

相邻两个郎飞结之间的一段称为结间体。通常轴突越粗，其髓鞘就越厚，结间体也越长。在神经冲动传递的过程中，神经信号是从一个节段向下一个节段跳跃式地传递。结间体越长，跳跃的距离也越大，传导速度也就越快。

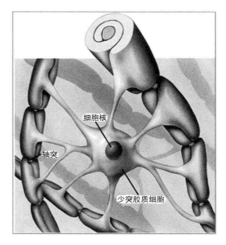

图 2 - 11　中枢神经系统的有髓神经纤维

　　在中枢神经系统中，有髓神经纤维的髓鞘由少突胶质细胞突起末端的扁平薄膜包卷轴突而形成。一个少突胶质细胞有多个突起，可同时包卷多个轴突（见图 2 - 12）。

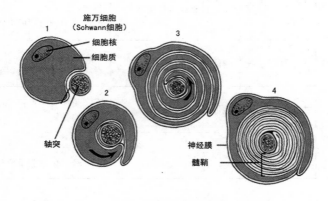

图 2 - 12　周围神经系统中有髓神经纤维的形成

　　在周围神经系统中，有髓神经纤维由施万细胞包裹。每一结间体的髓鞘由一个施万细胞的胞膜融合，并呈同心圆状包卷轴突而形成的，电镜下呈明暗相间的同心状板层（就像果丹皮）。

　　（二）无髓神经纤维

　　在中枢神经系统中，无髓神经纤维的外面没有任何鞘膜，完全是裸露的。它们与有髓神经纤维混杂在一起（见图 2 - 13）。

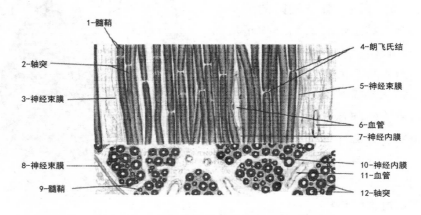

图 2 - 13　中枢神经系统中的无髓神经纤维

在周围神经系统中，无髓神经纤维是被包在施万细胞胞质的凹陷中。一个施万细胞可以同时包裹许多根轴突。施万细胞沿着轴突一个接一个地形成连续的鞘膜，但没有形成厚厚的髓鞘。

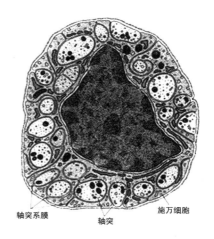

图2－14 周围神经系统中的无髓神经纤维

第二节 脑的工作方式

在神经系统中，神经元通过接收和传递神经冲动来进行信息交流。为了了解神经冲动是如何产生的，我们首先来看看神经细胞的电活动。

一 带电的神经细胞

在神经细胞的内外环境中，充满了各种离子：钠（Na^+）、氯（Cl^-）和钾（K^+）等，它们负载着正电荷（＋）或负电荷（－）。神经系统中，所有的信息交流都是通过这些带电的离子流来实现的。

（一）静息电位

安静时，紧靠细胞膜外表面的细胞外液里积聚着一层正离子，紧靠细胞膜内表面的细胞内液里积聚着一层负离子。由于异性相吸的原理，正负离子被牢牢地束缚在细胞膜的两侧，隔膜相对，形成外正内负的状态。

这时如果将两根微电极，一端插入神经元的轴突，一端置于神经元细胞膜的表面，就可以测量到神经细胞内外的电位差。这就是静息电位，即细胞未受刺激时，存在于细胞膜两侧的电位差，又称跨膜静息电位或膜电位。

人类细胞的静息电位通常是－70毫伏。

静息电位是怎样产生的？

神经元的细胞膜将内外环境分开，但膜内外的离子分布却不同。膜内的钾离子（K^+）和蛋白质负离子（A^-）的浓度比膜外高，而膜外的钠离子（Na^+）和氯离子（Cl^-）浓度比膜内高。因此，K^+和A^-有向膜外扩散的趋势，而 Na⁺ 和 Cl⁻ 有向膜内扩散的趋势。但是细胞膜不是单纯的一堵墙，而是由中间夹有脂肪的两层构成，就像一个奶油三明治。因此，正负离子不能自由地穿过这个脂质双层，必须经由细胞膜上细小的渗孔（离子通道）进出神经元。

在静息状态下，钠、钾离子通道是关闭的。

（二）动作电位

动作电位是指神经细胞和肌细胞在受到刺激时，在膜两侧所产生的快速、可逆的电位变化，它是细胞兴奋的标志。

当细胞受到刺激时，细胞膜上的离子通道打开，细胞膜外聚集的大量钠离子迅速流入细胞膜内，从而引发动作电位（见图 2-15）。

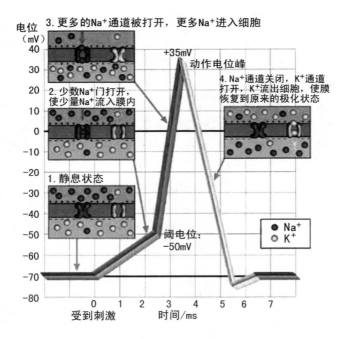

图 2-15 动作电位的产生过程

大量带正电的钠离子流入膜内，不仅使细胞膜原来的外正内负的极化状态消失，甚至会逆转过来，形成一种外负内正的状态。膜内电位在短时间内由原来的 -70 毫伏变到 +20—+40 毫伏的水平，整个膜内外电位变化的幅度在 100 毫伏左右。这种细胞膜内外电位差消失或反转的现象就称为去极化。

不过，细胞膜的去极化只是暂时的。当细胞膜的去极化达到峰值时，钠离子通道会迅速关闭。同时细胞膜对钾离子的通透性增大，膜内的钾离子向外扩散，细胞膜的离子泵泵出过剩的钠离子，产生动作电位的细胞部位又恢复到静息状态。这种去极化后又回复到原来的极化状态的过程，叫作复极。

一次去极化和复极，标志着细胞受刺激的部位发生了一次兴奋。在复极完成之前，细胞处于不应期，此时即使受到刺激，细胞也不会产生新的动作电位。

二　神经冲动的电传导

当有刺激物作用于神经时，神经元就会由比较静息的状态转化为比较活动的状态，并导致神经细胞内外电活动的变化，这就是神经冲动。

神经冲动的电传导是指神经冲动在同一细胞内的传导，与动作电位的产生有密切联系。当动作电位产生时，神经纤维某一局部就会出现电位变化。膜两侧的电位出现暂时性倒转，由静息时的内负外正变为内正外负，但与之相邻接的部位仍处于安静时的极化状态。于是，在细胞表面，兴奋部位和未兴奋部位之间便出现了电位差，导致膜外的正电荷从未兴奋的部位流向已兴奋部位，膜内的正电荷则由已兴奋部位流向未兴奋的部位，形成局部电流。这样流动的结果，将引起未兴奋部位的膜内电位升高而膜外电位降低，导致该处细胞膜的去极化。

当局部电流使邻近未兴奋部位的去极化达到阈电位的水平时，就会激活该处的钠离子通道，产生动作电位。就这样，通过顺序去极化，动作电位沿着轴突迅速地传下去。

由于动作电位具有全或无的特性，在神经冲动传导的过程中，整个神经元的细胞膜会依次产生同样大小和形式的动作电位。在同一细胞上，动作电位的大小不会随刺激强度和传导距离而改变。

不同神经元沿轴突传递动作电位的速度不同。最快的速度是每秒200 米，最慢的速度只有 10 厘米/秒。

三　神经冲动的化学传导

我们知道，通常一个神经元不能单独执行某种职能，它必须与其他神经元相互联系，协同工作。神经冲动的电传导只解释了刺激信息在同一神经元内的传导，那么不同的神经元之间是如何传递信息的呢？

早期的学者曾认为，神经元与神经元之间是彼此接触的。一个神经元的突起与另一个神经元的突起紧密地联结在一起，形成了一个不间断的神经网络。但是19世纪后期，一些学者发现，神经元之间并无实际上的融合，它们之间往往存在着狭窄的间隙。

1906年，英国著名生理学家谢灵顿最先使用突触（synapse）一词来描述两个神经元之间的间隙及相邻的结构，它在神经冲动的传导上具有极其重要的作用。

（一）什么是突触

突触是指神经元之间或神经元与效应细胞之间相互联系并传递信息的部位。轴突与轴突、轴突与树突、轴突与胞体之间都可以形成突触

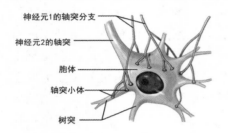

（见图2－16）。另外，轴突也可以直接与其他组织的细胞（如肌细胞）形成突触。

根据神经冲动传导的方式，突触可以分为化学突触和电突触（见图2－17）。

图2－16　神经元之间的突触联结

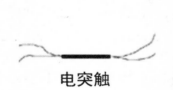

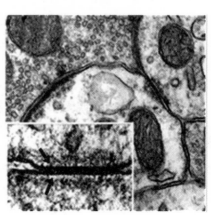

说明：图中箭头所指，缝隙连接，占体内突触的1%左右。

图2－17　电突触

由于在大多数情况下，突触传递依赖的是化学递质，因此在后文中提到突触时，除非特别注明，通常都是指化学突触。

（二）突触的结构

在电子显微镜下可以看到，化学突触是由突触前成分、突触后成分和突触间隙三部分构成的（见图2-18）。

突触前成分指轴突末梢的球状小体，里面包含许多突触小泡。球状小体前方的细胞膜叫突触前膜。突触小泡中存储着神经递质——一种能引起其他神经元兴奋的化学物质。

突触后成分是指接收信息的神经元的树突末梢或胞体的一定部位，它通过突触后膜与上一级发放信息的神经元发生联系。在突触后膜上有许多神经递质的受体，它们能与神经递质发生特异性结合。

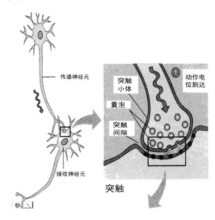

图2-18　突触结构

突触间隙是指突触前后膜之间的细微间隔，一个大约只有200埃（1埃＝8—10厘米）的间隙。

（三）突触传导

神经冲动在突触间的传递主要是借助神经递质来完成的。

当动作电位沿轴突向下传导到轴突末梢的终扣时，离子通道开放，大量钙离子进入突触小体。在钙离子的作用下，突触小泡逐渐前移至突触前膜下，并与突触前膜融合。同时，钙离子的流入引起突触小泡的破裂，它们所储存的神经递质被释放出来（见图2-19）。

当神经递质跨过突触间隙后，就迅速作用于突触后膜，并附着到

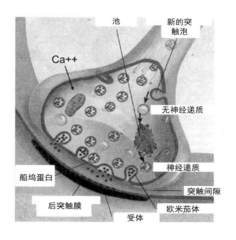

图2-19　突触传导

突触后神经元内的受体分子上。一旦神经递质与突触后膜的受体分子成功结合，将对突触后膜内的某些离子通道造成影响，改变膜的通透性，导致突触后膜去极化或超极化，产生突触后电位，实现神经兴奋的传递。

突触传递完成后，神经递质与受体分子会迅速分离，以便同一受体可以反复地被快速激活。至于与受体分开的神经递质，则可能被迅速回收入突触前神经元的轴突末梢，并被重新包装成突触小泡，以备下次使用；也可能被受体附近的酶破坏，进而被其他细胞摄取，或者弥散进入周围区域后再被破坏。

在突触传递过程中，神经递质与受体分子的结合必须具备两个条件：

1. 神经递质的形状必须与受体分子的形状匹配，一种神经递质只能与某种受体相结合，就像一把钥匙只能开一把锁一样（见图2-20）。

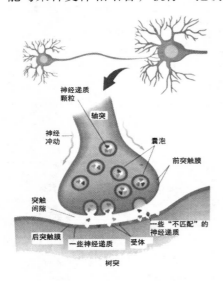

图2-20　突触传递中神经递质与受体分子的匹配

（资料来源："Psychology and Life"（第13版），p. 88）

2. 不能有其他递质或化学分子附着到受体分子上。

如果这两个条件不具备，神经递质就不能附着到受体分子上，它将不能刺激突触后膜，完成神经传导。

例如，南美的印第安人曾用一种名为"箭毒"的植物汁液来浸泡箭头。在狩猎中，一旦毒箭射中猎物，就会导致猎物因呼吸麻痹而死亡。导致这一结果的原因就是，"箭毒"占用了乙酰胆碱（一种神经递质）的受体，使得运动神经元释放的乙酰胆碱无法与受体结合，妨碍了正常的神经传递活动，致使负责呼吸的膈肌无法运动，导致猎物呼吸困难。

（四）兴奋性突触与抑制性突触

根据突触前膜释放的神经递质的特点，可以将突触分为兴奋性突触和抑制性突触。所谓兴奋性突触，就是可以引起突触后神经元产生兴奋的突触；抑制性突触则正好相反，它是可以引起突触后神经元抑制的突触。

表2-2　　　　　　　　　　几种常见的神经递质及功能列表

名称	分布位置	主要功能
乙酰胆碱	广泛存在于中枢与外周神经系统	一种兴奋性递质； 能引起肌肉收缩； 乙酰胆碱功能减弱可能导致肌肉麻痹和老年痴呆
多巴胺		一种兴奋性递质； 在精神病中有重要作用，精神分裂症病人脑内的多巴胺通常高于正常水平
去甲肾上腺素		一种兴奋性递质； 增加脑内的去甲肾上腺素浓度，可以减轻抑郁症状
γ—氨基丁酸	特别集中于丘脑、下丘脑和枕叶皮层等脑结构	一种最普通的脑内抑制性递质； 全脑1/3的突触以γ—氨基丁酸作为递质； 浓度变低可能导致病人体验到过强的神经活动，如焦虑情绪
5—羟色胺	全部产生5—羟色胺的神经元都位于脑干	正常情况下抑制其他神经元； 抑制5—羟色胺生成的药物能引起幻觉

四　脑的工作方式

（一）神经回路

在神经系统中，单个神经元只有在极少数的情况下才单独执行某种功能，神经回路才是脑信息处理的基本单位。最简单的一种神经回路就是反射弧。

反射弧一般由五个基本环节组成，即感受器、传入神经、反射中枢、传出神经和效应器。

感受器是指各种感觉器官，它们接受内外环境的刺激并转化为神经冲动。

传入神经包括感觉神经元的传入神经和脊髓、脑干中的传入神经，它们将感受器所产生的神经冲动传入大脑皮层。

反射中枢的主要功能是对传入的神经冲动进行分析、综合，并发出运动信息。

传出神经由位于大脑皮层（主要是中央前回）的神经细胞的轴突和其他下行神经元组成，它们把带有运动信息的神经冲动传到效应器。

效应器主要是肌肉和各种腺体，负责接收来自传出神经的神经冲动，并做出反应。

专栏：我们是如何说出书面词汇的——大脑的工作流程

现在，设想你的朋友交给你一张纸，上面写着"花生"两个字，并要求你大声说出这个词。这时你的大脑中会发生什么事情？

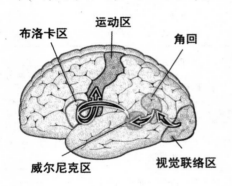

图 2-21　说出一个书面词

（资料来源："Psychology and Life"（第13版），p.75）

首先，眼睛的视网膜上的神经细胞会检测出这个视觉刺激（书面词"花生"）。在刺激的作用下，视神经元兴奋并产生动作电位，神经冲动通过丘脑传到大脑皮层的视觉区。然后视觉皮层把神经冲动传递到颞叶后部的一个区（角回）。在那里对词的视觉编码进行分析，并与词的听觉编码进行比较。一旦找到适当的听觉码就会将其转送到威尔尼克区（一个言语听觉中枢），在那里进一步编码和解释。随后，神经冲动被传递到布洛卡区（一个言语运动区），继而传到运动皮层。由运动皮层负责支配唇、舌、喉头肌，使它们协同运动，最终读出"花生"这个词（见图2-21）。

（二）神经元的连接方式

在神经系统中，神经元与神经元通过突触建立联结，神经元之间的连接方式复杂多样，从而构成了极端复杂的信息传递与加工的神经回路。除了一对一的连接方式外，神经元的连接还有三种典型的方式：发散式、聚合式和环式。

在发散式中，一个神经元的轴突通过末梢的分支，与多个神经元的胞体或树突建立联系。这样，当这个神经元兴奋时，就可能同时引发多个神经元的兴奋或抑制。

在聚合式中，许多神经元的轴突末梢与同一个神经元的胞体或树突发生联结。这样，一个神经元可能同时受到多个神经元的影响，这些神经元可能都是兴奋的或抑制的，也可能一部分是抑制的，一部分是兴奋的。它们聚合起来共同决定了突触后神经元的最后状态。

在环式连接中，由一个神经元发出的神经冲动，在经过几个中间神经元后，再次回到发出冲动的神经元。这种连接方式使得神经冲动可以在一个回路中往返持续一段时间。

一般来说，传入神经元与中枢神经系统的其他神经元的突触连接以发散式为主；而传出神经元多以聚合式的连接为主。

第三章 胎儿大脑的发育

个体诞生前在母体内生长发育的时期称为胎儿期。胎儿的发育主要受遗传及生物学因素的控制，但胎内外的环境及母亲自身的状况也会对胎儿的发育产生影响，并且这些影响可能反映在出生以后的各发展阶段。因此，胎儿的发育对个体一生的发展都有着重要的意义。

第一节 十月怀胎

一 生命之初

所有人类的生命都开始于一个小小的受精卵，它由来自母亲的卵子和来自父亲的精子结合而成，直径大约是 0.15 毫米。

（一）卵子

卵子在女子的卵巢内生长发育。一个成熟的卵子大约有小数点一样大小（见图 3 – 1）。

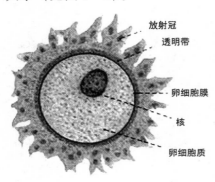

图 3 – 1 卵子的构造

放射冠
透明带
卵细胞膜
核
卵细胞质

当一个女婴降生时，她这一生中所有的卵子就已经存在于她的卵巢中。这些卵原细胞多达上万，它们是原始的、不成熟的，它们中的大多数在青春期之前就已经萎缩、死亡。在那些保留下来的卵子中，大约有 400 个将会成熟。

从青春期开始，这些成熟的卵子会周期性地被释放出来，大约每 28 天一次，直到女性的月经停止。

被释放出的卵子将停留在输卵管内，等待与精子结合。

（二）精子

精子在男子的睾丸内生长发育。它的形状似蝌蚪，包括扁圆的头部、短短的颈部、长长的尾部（大约是精子身体的12倍）。

精子比卵子小很多，只有在显微镜下才能看到。一个大头针的针尖上就能存放几百万个精子（见图3-2）。

男性一生中产生的精子数目大得惊人，一次射精就包含3亿—4亿个精子。

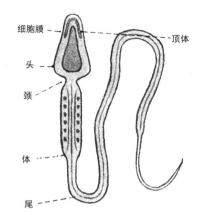

图3-2　精子的构造

当精子进入女性的生殖通道后，就会利用鞭子一样长长的尾部不断摆动，努力地穿过女性的子宫，向卵子的所在地（输卵管）移动。大多数的精子会在这个漫长旅途中死去，最终能够到达输卵管的精子只有300—400个。

（三）受精——当精子遇到卵子

一般来说，精子可以在女性的输卵管中存活2—3天。而卵子被释放出来后，只能存活48个小时左右。如果在此期间，精子遇到了卵子，那么就可能受精。

当精子遇到卵子后，会利用头部释放的酸酶，溶解卵子坚硬的外壳。在数十个精子中，通常只有一个精子能够穿过卵子坚硬的外壳，最终滑到卵子的薄薄的脂膜里。一旦有一个精子进入，卵子的表面就会迅速形成电化学保护层，以防止其他精子进入（见图3-3）。

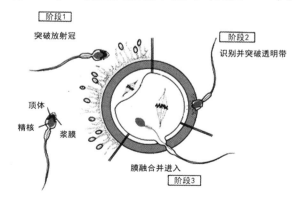

图3-3　精卵结合的过程（前三个阶段）

在很短的时间内，精子融合进卵子，形成受精卵（见图 3 - 4）。由此，一个独特的、崭新的生命细胞被创造出来，它是人类生命的开始。

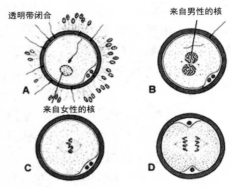

图 3 - 4　第四阶段　精卵结合形成受精卵

二　孕育

一般来说，孕期是从母亲最后一次月经期开始的时候计算的，典型的怀孕过程大致持续 280 天（差不多是阴历的 10 个月）。

不过，由于受孕通常在排卵开始时才得以发生，而排卵通常发生在最后一个月经期开始之后的 12—14 天，因此"真正"的妊娠期大约是 266 天。

（一）胚种阶段（第 0—2 周）

怀孕的最初两周被称为胚种阶段。

1. 分裂

一旦精子和卵子成功结合，受精卵将会在 36 小时之内开始第一次分裂。细胞中的基因材料进行自我复制，分裂后形成两个相同的细胞。之后是 4 个，8 个，16 个……（见图 3 - 5）

同时，这个细胞团组成的小球会缓慢地由输卵管向子宫移动，一边移动，一边分裂（见图 3 - 6）。

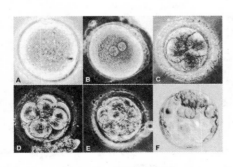

图 3 - 5　受精卵分裂

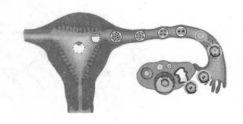

图 3 - 6　受精卵向子宫移动

在第3天左右，受精卵分裂成一个由16个卵裂球组成的桑椹胚（morula）（见图3－7）。桑椹胚中的每一个细胞被分离出来后，如若放置在适合的子宫中，都可以独立发育成一个完整的胚胎，所以也称全能性干细胞（stem cell）。

在受精后大约第4天，卵子到达子宫腔，这时它已经发育成为一个有上百个细胞、中央是空的小球。这个阶段的胚胎被称为"胚泡"（见图3－8）。在以后的几天里，细胞的分化和组织变得更加明显。在胚泡一边的较大细胞形成胚胎圆盘，它将会发展为胚胎和胎儿；其余的细胞将形成胎盘等。

2. 着床

受精之后大约一个星期，胚泡开始慢慢地把自己"种植"到子宫壁上，这个过程称为"着床"（见图3－9）。

卵子通过输入一定的酶，以及产生微小的、触须一样的"长绒毛"来促进"着床"。

3. 分化

完全"着床"后，胚泡中的胚胎圆盘开始分化成不同的结构。

它的第一次分化形成两种组织类型。小一点的、管状的细胞形成了最初的内胚层；大一点的、柱状的细胞形成了外胚层

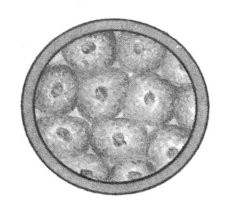

图3－7　桑椹胚

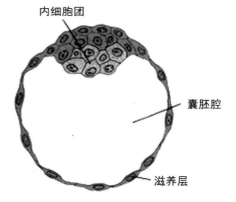

图3－8　胚泡示意图

内细胞团

囊胚腔

滋养层

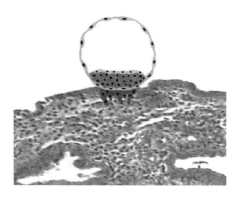

图3－9　着床

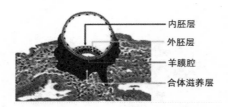

图 3 - 10 受精之后第 8 天两胚层分化

（见图3－10）。内胚层将发展成大部分内部的器官：消化系统、呼吸系统、肝脏及各种腺体；外胚层将发展成为皮肤、指甲、牙齿、头发、感觉器官和神经系统。

受精之后的第 13 天，在微小的胚胎的外胚层和内胚层之间出现了一个小隆起。它开始于胚胎圆盘的一端，一直延伸到胚胎的中央。随着发育的继续，它逐渐形成了沿着胚胎中央的一段轨迹，并将附在上面的外胚层塑造成一个长的管道。这就是"原条"（primitive streak），它形成了胚胎的纵轴（见图 3 - 11）。

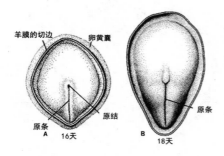

说明：图 A 是受精的第 16 天，B 是受精的第 18 天。

图 3 - 11 原条

原条的内层是正在形成中的中胚层，以后它会发展成为胎儿的骨骼、肌肉、肌腱、循环系统和排泄系统（见图 3 - 12）。

当中胚层在内胚层和外胚层之间逐渐形成时，一种化学信号物质被释放出来，与之相接触的外胚层细胞将形成神经系统的原始组织——神经板（neural plate），它将发育成婴儿未来的大脑和脊髓。而那些没有和中胚层直接接触的外胚层细胞，由于没有受到化学物质的刺激，最后将形成胎儿的皮肤、头发以及眼睛和耳朵等非神经组织。

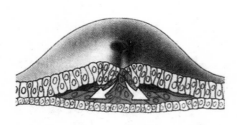

图 3 - 12 形成中的中胚层

胚泡中剩余部分的细胞发育成了羊膜囊和胎盘。羊膜囊中充满羊水，胚胎就漂浮在羊水中。胎盘是母亲与胎儿之间的纽带。通过它，母亲给胎儿提供氧和营养物质，胎儿则将血管中的废弃物质送还给母亲。在胎儿和胎盘之间有一条长长的脐带，它由两根动脉和一根静脉组成。脐带中没有神经，所以剪掉它也不会感觉疼痛。

（二）胚胎阶段（第3—8周）

怀孕的第3—8周称为胚胎阶段。这是一个关键阶段，身体的主要结构，如心脏、消化系统、神经系统及四肢将会在此阶段初步形成。如果这时有害物质进入胚胎，将会导致永久的、不可逆转的损伤。

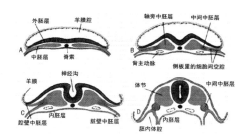

说明：图A是胚胎发育的第17天，图B是第19天，图C是第20天，图D是第21天。

图3-13　中胚层的原始分化及神经管的形成

表3-1　　　　　　　　胚胎阶段的形态发展和器官形成

第3—4周	第5—6周	第7—8周
胚胎长约4毫米，还没有一个瓢虫大	胚胎长约16毫米，如葡萄般大小	胚胎长约2.5厘米，如草莓般大小
胚胎中的一些细胞开始形成神经系统，另一些细胞形成心脏	有简单的脑和脊柱	神经系统的轮廓已接近完成，并开始接收和传送信息
脑和眼睛的基础物质形成	头部出现四个浅窝，它们将来会发展成眼睛和耳朵	面部逐渐形成，胚胎开始变得有点"人样"了
到第4周末，胚胎的心脏开始跳动	血管系统正在形成，开始有消化系统、口及颌的雏形	所有主要的内脏器官均已发育，不过外形还显简单
	四个纤细的肢芽已发育	四肢已长得较长，肩、肘、髋以及膝等关节已能看出

在第8周末，身体的结构分化基本完成，骨细胞出现，身体结构的骨化过程开始。骨化意味着胚胎发展到了一个新的阶段——胎儿阶段。

（三）胎儿时期（第9—38周）

在这个阶段，胎儿身体的各部位渐次发育。发育遵循了"从头到尾""由近及远"的模式，即头部与内脏器官先发育，而后是四肢以及手指与脚趾。

1. 第9—12周

胎儿得到了充分的发育。

胎儿的眼睑已发育并紧闭着，肌肉正在发育，并且开始和神经系统之间建立联系。如果胎儿是男性，他的阴茎在这时形成。

到第3个月末，胎儿的身长已达7.5厘米，体重约为24克。它的活动性增强，已能够张开脚趾、握拳、皱眉、噘嘴、吸吮及吞咽周围的液体。

2. 第13—16周

胎儿已经长到了15厘米，体重约为110克。

骨骼开始形成；一些无条件反射出现，如巴宾斯基反射；胎儿的眼睛已能对光做出反应。如果胎儿是女性，她的输卵管、子宫、阴道开始形成。

3. 第17—20周

现在，胎毛开始生长并覆盖了胎儿身体的大部分区域。胎儿的生活开始分为睡眠和清醒两部分。

到第5个月末，胎儿的身长大约为25厘米，体重约为340克。

4. 第21—24周

胎脂形成，这种白色油腻物质可以在子宫内保护胎儿的皮肤。

胎儿的眼皮已经分开了，能够张开和闭上眼睛；能够清晰地听到胎儿的心跳；胎儿的四肢已发育良好，但是呼吸和消化系统还没有发育成熟。

到了第24周，胎儿已有33厘米长，体重约为570克，可以在子宫之外存活。他的肺在需要的时候可以呼吸空气，神经系统也可指挥有节律的呼吸运动，不过他的大脑皮层还没有发挥作用。

5. 第25—28周

在第25周开始时，胎儿的身长约为36厘米，体重约为900克。这时，胎儿的大脑皮层区域有了特殊的功能，大脑开始出现视、嗅、发音等器官的活动。大脑、脊髓中的各路神经联系已相当复杂。女性胎儿的卵子开始出现了它们的最初形式，男性胎儿的睾丸进入阴囊中。如果胎儿在这时早产，存活的机会约为50%。

6. 第29—40周

在孕期的最后三个月，大脑皮层迅速发育，体积增大并变得比较复杂，开始指挥视、嗅、发音等器官的活动，7 个月的胎儿已能感到疼痛。胎儿的皮下开始长脂肪，这使他们看上去不再那么皱巴巴的了。

在这一时期，胎儿的身长和体重也有进一步的增长，从 7 个月时的 38 厘米与 1200 克，到第 8 个月的 41 厘米与 1800 克，到第 9 个月的 46 厘米与 2600 克。到第 10 个月末的 50 厘米与 3400 克。

现在，这个小生命已经做好了充分的准备去拥抱整个世界。

第二节　胎儿期脑的结构分化与形态发育

出生前胎儿的脑发育主要可以分为两个部分：脑的结构分化与形态发育；神经系统的生长与成熟。

一　脑的结构分化

（一）神经管闭合（怀孕第 3—4 周）

在胚胎时期，脑的发育速度非常快。

受精后第 18 天左右，神经系统的原始组织神经板已经形成。早期的神经板为卵圆形，以后向后延伸；后期的神经板为"拖鞋"状，其头端分成二叶，中段明显变窄，后端又加宽。

大约在胚胎第 20 天时，神经板的两侧向背侧隆起形成神经褶；而中轴处的神经板凹陷，形成神经沟。在第 24 天左右，神经沟的两侧在中段向中线靠拢，以后分别向头、尾端两侧靠拢，最后形成两端开口的管道，即神经管（见图 3 - 14）。

此时，整个神经管几乎占了两毫米长的胚胎的大部分。它的头端部分向前迅速增长，未来将发育成脑；神经管的后部较细，将来会发育成脊髓。

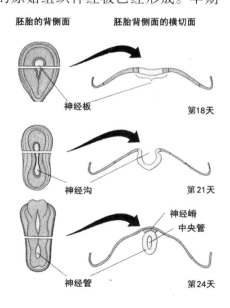

图 3 - 14　受精第 18—24 天神经系统的发育

如果胚胎在此阶段的发育受到阻碍，将导致神经管闭合混乱，出现像脊髓膜膨出、无脑畸形、脑膨出，或神经心理功能深度损伤等脑畸形病症。

专栏：神经管缺陷

怀孕早期是大脑发育的敏感时期。在孕期的第 22 天到第 28 天之间，神经管会创造一个封闭的神经系统，闭合的神经管的顶端将发育为大脑，末端将发育为脊髓。

如果神经管闭合失败，将会导致一些神经系统的发育缺陷（神经管缺陷）：如果是神经管末端封闭不好，会导致脊髓发育缺陷，如先天脊柱裂、脊髓膜膨出等；如果是神经管顶端封闭不好，会造成脑发育缺陷，脑干以上的脑区将会停止发育（先天无脑），导致婴儿出生后通常只能存活几天。

神经管缺陷在美国的发病率为 0.1%，女性的发病率高于男性。事实上，这个数字也许更高。由于神经管缺陷发生于怀孕早期，因此可能许多在怀孕早期就流产的胎儿，还没有被察觉到有这种缺陷就夭折了。

神经管缺陷的发生可能是多种因素共同导致的。国外的研究发现，已经生过孩子的妇女再生孩子患神经管缺陷的可能性比头生子高 20—30 倍；出生在冬季的孩子比春季的发病率高；母亲患有胰岛素依赖型糖尿病的婴儿的患病率更大；一些种族和地区的发病率更高，如英国、美国的土著人。我国的研究也发现，北方地区的神经管缺陷患病率要高于南方地区，特别是那些冬季出生的婴儿。

另外，母亲的体温升高也会增加神经管缺陷的患病机率。研究证明，体温提高 1.5℃ 就可以扰乱动物和人的早期发育。可以想象，如果干扰恰好发生在神经管闭合的时期，那么神经管缺陷发病率高也是可以理解的。一些数据表明，母亲在怀孕早期发烧，其婴儿发生神经管缺陷的比率比那些没有发烧的高 2 倍。

有研究发现，孕妇在孕期，特别是在怀孕早期，服用一定量的叶酸（一种 B 型维生素）可以有效地降低胎儿患有神经管缺陷的概率。最初的研究报告来自那些曾经孕育过神经管缺陷的胎儿的女性，当她们再次怀孕时，胎儿患上神经管缺陷的可能性比一般孩子高很多。研究中，让这些女性服用含有叶酸的复合维生素片，结果她们的孩子再次患有神经管缺陷的情况减少了76%。

目前，这项研究得到了广泛认同，在美国，公共卫生机构建议所有怀孕妇女每天服用0.4mg的叶酸。由于神经管的闭合开始于较早的时期，因此叶酸的正确服用时间应当是在孕期的第1—3个月。作为一种微量元素，叶酸的补充仍需在医生的指导下进行。

除叶酸片剂之外，许多食物中都含有叶酸，如绿叶的蔬菜、豆类、水果、全麦面包等。因此，在怀孕早期多吃这一类的食物，也可以起到补充叶酸的作用。

（二）脑的基本结构分化（怀孕第5—6周）

在受精后的第四个星期，神经管的顶端增大，并形成三个主要的膨胀部位，这就是原始的脑泡：前脑、中脑、菱脑。

三个脑泡之间被明显的曲线分隔开来，所以整个神经系统看起来像一个不舒服的虫子，蜷缩在快速增大的头中。

之后，三个脑膨胀区继续增大。在受精后的第35天左右，三个脑泡进一步分化为五个部分：原始前脑发育为端脑及间脑，中脑不变，菱脑发育为后脑和末脑，末脑与脊髓相连。

到了第六周，神经管的膨大部分已开始分化形成所有的脑部组织，形成脑桥、脊髓、小脑、丘脑、基底神经节、边缘系统、大脑皮层的最原始的成分。同时，12对脑神经开始在脑、眼、耳、鼻、脸、口及身体组织之间传递感觉和运动信息。

表3-2　　　　　　　　　中枢神经系统的发展

三脑泡阶段	五脑泡阶段	成熟的脑结构
前脑（或前脑囊泡）	端脑	大脑皮层，基底神经节，海马，杏仁核，嗅球
	间脑	丘脑，下丘脑，视觉系统，视网膜

三脑泡阶段	五脑泡阶段	成熟的脑结构
中脑（或中脑囊泡）	中脑	中脑
菱脑（或后脑囊泡）	后脑	脑桥，小脑
	末脑	延髓
神经管尾部	神经管尾部	脊髓

此阶段的干扰会影响脑的正常分化，导致脑发育畸形，以及深度神经心理损害。另外，由于在此阶段，眼睛、鼻子和嘴的面部结构之间的牵连经常发生，因此中枢神经系统的发育异常往往会导致面部特征异常。

二　脑的形态发育

在胎儿期开始的时候（第9周），脊髓就已经形成，甚至已开始运作。这个早熟的脊椎虽然依旧很小，但它控制着胎儿最初的活动，像头部和肢体的弯曲和简单的反射活动。但此时，胎儿的脑还保持着之前的形状。

到第三个月结束时，胎儿的丘脑已经形成，中脑和后脑结构也已经发育得很好。小脑的表面也已开始形成薄层——聚集着许多完整的凹槽和褶皱，繁多得像花朵的绽放，但大脑皮层仍然是平滑的和无差异的。

在接下来的几个星期，大脑的两个半球会生长迅速，逐渐增厚和扩展。同时联结它们的重要的桥梁——胼胝体也开始形成。

最终，大脑两半球会延伸到脑后，覆盖住丘脑，将它深埋在两半球下面的中间位置。大脑的发育，尤其是大脑皮层的发育，要到胎儿的第9个月才会完成，并且在出生后的第一年里，还会继续进一步地发育。不过，出生后脑的变化大部分都是在微观水平上进行的，外观形态上看不大出来。

三　大脑皮层的形态发育

大脑皮层的形成从胎儿第8周开始。第16周后，皮层的外表面发育迅速，而内表面则发育较慢，导致大脑表层凹凸不平，进而形成了大脑的沟和回。到胎儿六七个月时，大脑的沟回已很明显，到出生时虽然沟回比成人浅，但基本上已具备了成人所有的主要沟回（见图3－15），但是沟回比较浅。

大脑的沟回使大脑可以有折叠的余地，在空间有限的情况下，大大地增加了大脑的面积，这意味着大脑可以拥有更多的信息传递的结构单元。

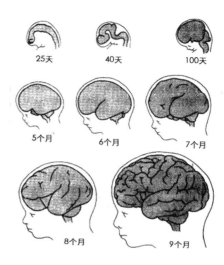

25天　40天　100天

5个月　6个月　7个月

8个月　9个月

图3－15　胎儿大脑皮层的发育

表3－3　　　　　　　　大脑皮层上三种类型的沟或裂的发育特点

沟或裂的类型	特点	发育时间
基本沟裂	主要由基因控制，所有人都有（如，中央沟，外侧裂）	发育较早，第20周就开始出现
次级沟裂	同时受基因和环境影响，在数量和形态上存在个体差异	开始于孕期的第7—9个月
三级沟裂	受环境影响较大，存在巨大的个体差异	发育较晚，妊娠的最后一个月才开始出现，直到婴儿的第一个生日还没有完全形成

第三节　胎儿神经系统的生长与成熟

胎儿神经系统的发育归根结底是每个神经细胞的发育。

一　神经细胞的繁殖（高峰期是怀孕第2—4个月）

神经细胞是由神经上皮细胞分裂而来的。

当神经管闭合时，神经上皮细胞会被卷入，成为神经管的内壁，进而演变为中枢神经系统的五个脑泡的内壁。这些脑泡的内壁在早期的大脑发育中发挥着特殊的作用，神经上皮细胞将在这里转变成神经元和神经胶质细胞。这个过程被称为神经细胞的生成（neurogenesis）。

（一）神经元生成

神经元的生成过程开始于受精后的第 3 周，在第 7 周左右达到顶峰。大部分神经元在第 18 周时已基本形成，只有很小比例的神经元是在妊娠后期和出生后最初的几个月中形成的。也就是说，在不到 9 个月的时间里，神经上皮细胞就通过细胞的有丝分裂，产生了个体一生所拥有的大约 1000 亿个的神经元，平均每分钟生成 250000 个。由此可见，神经元的生成速度真是不可思议。

不过，一个组织生长发育最快的时期，通常也是它最易受到伤害的时期。如果在神经元生成阶段出现发育障碍，将会导致个体脑部过小或脑部过大，导致智力障碍或其他异常。

另一个值得关注的问题是，脑不像皮肤、血液甚至骨骼等组织，毕生都有细胞分裂的能力，可以不断生成新的组织细胞。神经元的繁殖期一旦结束，个体将不会再大量生成新的神经元。这就是为什么脑损伤是比其他组织的损伤更具有毁灭性的原因：一旦组成神经回路的细胞受到损伤，将不可能有足够多的新神经元来替代它。神经系统或许可以通过现有神经元的功能重组来弥补，甚至承担起受损神经元的责任。但这种修复是有限的，而且受到年龄的限制。个体的年龄越大，神经的可塑性越差。

（二）神经胶质细胞的生成

大约在第 3 个月末，神经胶质细胞开始大量生成。与神经元不同的是，神经胶质细胞的分裂、生成是持续终生的，其生成速度比神经元的生成速度慢。

大规模的细胞分裂为不同大脑区域的形成提供了基本"材料"。

二 神经元的迁移（高峰期是怀孕第 3—5 个月）

神经元迁移是指，神经元从最初的位置（充满脑脊液的脑室）移动到最终位置的过程。神经元的迁移在生成之后很快开始，有两次迁移的高峰，分别发生在孕期的第 8—10 周和第 11—15 周。

新生的神经元沿着辐射状的神经胶质细胞形成的通道向外扩张。这时的神经元还只是一个椭圆的细胞体，两侧刚开始伸出突起。在神经胶质细胞的引导下，神经元按照不同的分子线索（molecular cues），在已经形成的大脑区域中摇摆着形成自己的轨迹（见图 3 - 16）。

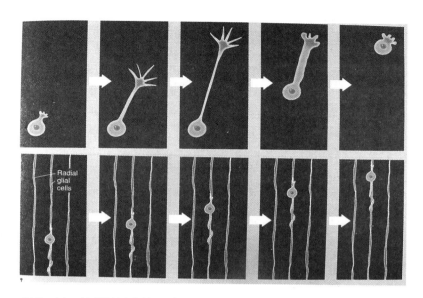

图3-16　神经元迁移的两种形式（图中英文单词为放射状胶质细胞）

有意思的是，似乎每个神经元都知道自己应该去往何处。

在由6层神经元组成的大脑皮层里，神经元的迁移遵循着"由内及外"的迁移模式。第一批迁移的神经元将占据大脑皮层的第6层（最靠近脑室的那一层），后来迁移的神经元则必须先穿过这些早期的、更深层的结构，才能到达更表面的皮层。

到了妊娠的中后期，神经元的生成已接近尾声，大部分的神经元都将到达它的最终位置。

不过，此时的神经元还不成熟：纤细的轴突，带着为数不多的树突，并且几乎没有突触联结，所以根本还起不到什么作用（见图3-17）。从某种程度上讲，此时大脑的发育才刚刚开始。

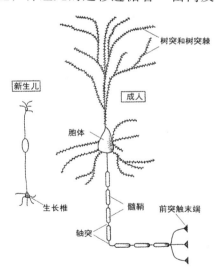

图3-17　新生儿与成人神经元结构的示意

　　神经元在迁移过程中，很易受到基因突变、病毒感染的侵害，导致神经发育异常，产生如大脑皮层的 6 层细胞结构没有完全形成的分裂脑，皮层沟回太多或太少的光滑脑、无脑回、厚脑回及神经元迁移错位等畸形症状。神经异常的类型则取决于干扰发生的时间。

三　形成突触

　　大脑发育的真正要务是形成突触。突触的存在，使神经元得以相互联系，形成复杂的神经网络。

（一）轴突的生长

　　脑的神经联结开始于轴突的生长。

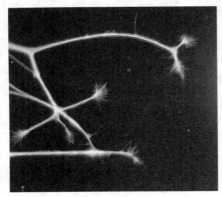

图 3 - 18　成长锥体

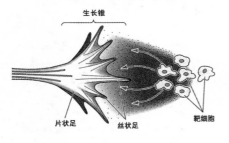

说明：靶细胞释放化学物质（图中灰色雾霭），轴突的成长锥体探测并跟随物质颗粒到达靶细胞的位置。（图片来源：Tessier-Lavigne et al.，1988）

图 3 - 19　轴突向"靶子"的方向生长

　　新生的神经元一旦迁移完毕，首先会长出一个轴突。在发育过程中，神经元的轴突向着它的目标神经元（"靶子"）生长，并以高度精确的方式选择正确的靶位。

　　那么轴突是如何知晓要选择哪些细胞并建立联结的呢？

　　一方面，轴突末端的成长锥体（growth cone）能够积极搜寻、分辨周围的化学线索，甚至利用微弱的电场，来帮助轴突找到正确的靶位（见图 3 - 18）。

　　成长锥体顶部的细胞质小体能够为确定轴突的正确成长路线收集信息。

　　另一方面，潜在的"靶子"也会释放出特殊的化学吸引物质，就像昆虫的信息素，从相当远的距离引导轴突的生长（见图 3 - 19）。由于基因的作用，轴突是无法抗拒"靶子"所释放的吸引物质的诱惑的。于是在双方的共同努力下，轴突会向着"靶子"的方向不断延伸。

一旦轴突完成横贯的延伸,它的侧枝就会增多。在轴突主干的末端有大约十几根"长须",它们向各个方向发散,寻找与之对应的"靶子",并建立突触联结。

(二)树突的生长

在轴突生长的同时,为了适应大规模突触联结的形成,神经元也会极尽可能地扩展树突的面积。

全部树突中,有83%的树突是在个体出生后,为适应数目巨大的新突触的产生而形成的。在突触快速增长的阶段,大脑的发育就好像一个新森林的成长,所有的"树枝"都向上、向外伸出枝杈以争取更多的阳光。婴儿大脑皮层的厚度在出生的第一年因为树突的数量激增而增长了3倍(见图3-20)。

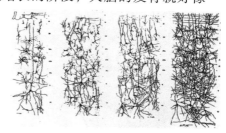

说明:从左至右依次是:新生儿、1个月、3个月和6个月婴儿的大脑皮层神经细胞。

图3-20 出生半年神经元的发育

除了树突及其侧枝数量上的增加,树突表面也产生着相应的变化。开始的时候,突触直接在轴突和新树突的小枝杈的光滑表面上形成。但不久以后,树突的小枝杈上开始形成许多小球,即树突棘(dendritic spine)(见图3-21)。

树突棘点缀在整个成熟的树突上,直径只有千分之一毫米。树突棘的产生大大扩展了树突的表面积,增加了形成突触的概率。树突棘的数量增加与突触数量的激增是同步的。

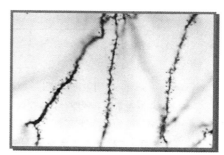

图3-21 树突棘

(三)突触产生

与神经细胞的生成和迁移过程不同,形成突触联结的时间跨度很长。从胚胎形成的第5周左右开始,一直到个体出生后第一年的大部分时间都有大量突触形成。某些区域的突触联结甚至延续到出生后的第二年才完成。

随着几十亿的神经细胞和上千万突触的产生，大脑发育涉及的数目之大，使它令人敬畏。在大脑的突触联结最多的时期，每一个的皮层神经元都有近1.5万个突触。这意味着在妊娠的后两个月到出生后的两年中，每秒钟就会有180万个新突触生成。

四　突触的"剪枝"

在个体发育的最初几年，大脑皮层会生成大量的突触，远远超过它的最终需要量。一个3岁儿童拥有的突触数量是成人的两倍之多（见图3-22）。

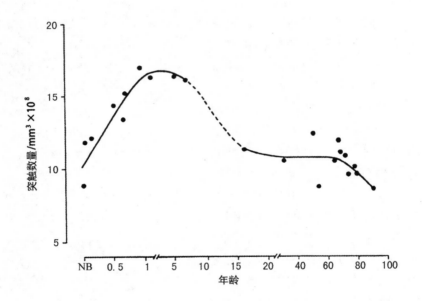

说明：从图中可以看出，在出生的第一年，皮层中的突触数量迅速增长，4岁左右达到顶峰，青春期以后突触数量开始下降。（资料来源：Hutten-locher，1979）

图3-22　人类大脑前额皮层的突触数量随年龄变化的曲线图

不过，在婴儿期和幼儿期，突触联结是非常混乱的，不仅数目上远超过需求，而且未经选择，太多的交叠使信息的传递既不精确也无效。在大脑发育的繁盛期（1—8岁），儿童大脑中形成的突触数量是他们最终所需突触量的两倍之多。在个体10岁左右，大脑开始剪除那些多余的、没有被使用过的突触，整理大脑中混杂的"线路"，这个过程就称为"剪枝"。

与物种进化的道理相同，突触的"剪枝"也遵循着"用进废退""适者生存"的原则。那些适宜的和有用的突触将会被保留，无用的突触会消亡。在神经发展的过程中，那些具有高活动性的突触，将会接受更多的电冲动，释放更多的神经递质，更有效地刺激它们的后突触神经元。这种增强的电位活动会激起分子的变化，从而进一步巩固了突触联结。相反，低活动性的突触由于不能引起足够的电活动来巩固联结，后来就被淘汰。

突触修剪的数量是巨大的。在儿童早期和青春期，个体每天都将失去200亿个突触。这就解释了为什么当我们成熟时，心理活动的随意性和创造性会降低，不再像婴幼儿时期那样具有很强的可塑性。

尽管有些遗憾，但突触修剪总体来说还是件好事。通过突触的修剪，每个神经回路都能极其有效地适应环境的特殊要求，形成明确的、独立的、有效的信息传递通道，使我们的心理活动更加精进和连贯。

专栏：大脑为什么要进行突触修剪？

突触的修剪需要花费很多时间和精力，那么大脑为什么不从一开始就精确联结呢？

神经科学家认为，大脑的内部联结是天生和教养之间的权衡。

尽管在婴儿出生之前，主要是基因决定着大脑中的突触联结方式，它们规定了所有早期的目标线路——使一组轴突向着特定的神经元生长。问题是，人类的整个基因组中并没有足够的基因可以针对每一个特定的突触。在我们的基因组的DNA链上，大约有8万个基因。即使这些基因中的一半都负责大脑线路联结的精细的工作（毕竟，人体还有其他重要的功能去运转它的基因），我们仍缺乏足够的线索去标定整个大脑中的一个精确的联结图式。这就需要个体的经验来巩固现有的突触，促进突触联结的精确化，即"剪枝"。

另外，即使我们有足够的基因可以用来标定突触联结，这仍然是不可取的。因为如果基因在一开始就确定了每一个突触的连接方式，每一条神经回路的工作，那么神经系统的可塑性将大大降低，我们对环境就只能以一种比较刻板的形式做出反应。因此，在进化过程中，人类发展出一种更适应的工作方式：由基因负责指导轴突和树突朝向合适的位置发展。一旦神经纤维联结在一起，就由经验担负起重塑和提炼这些原始回路的责任，这样做可以使每一个婴儿的硬件都能适应他（她）的独特环境。

神经生理学的研究发现，丰富的环境刺激能够促进大脑的发育，产生更多的突触联结。在一项动物实验中，科学家将两组老鼠分别放在丰富的和贫乏的环境中喂养。所谓丰富的环境，就是一个很大的笼子，里面放着各种可以看的、闻的和操作的玩具，一群老鼠在一起生活；贫乏的环境是将老鼠单独圈养在一个小而空的笼子里，没有任何社会性的刺激，感官刺激也很少。结果发现，在丰富环境中成长的老鼠的脑袋更大一些，大脑皮层明显地厚一些，而且学习穿越迷宫的速度也明显比那些贫乏环境的老鼠快。进一步研究发现，这些老鼠的大脑皮层的厚重，是因为它们的神经元比较大，胞体的体积大，轴突、树突和树突棘都多，突触数量也比贫乏环境中的老鼠要多。也就是说，额外的感官刺激和社会性刺激促进了丰富环境下的老鼠的神经系统发育，增加了大脑中的联结数量，使它们变得更加聪明。

这些实验对人类发展的启示是：婴儿的成长环境可能直接地和永久地影响他（她）的大脑的结构和功能。一个婴幼儿所看到的、触摸到的、听到的、感受到的、品尝到的和思考到的信息都将转换为突触活动，并逐渐形成他们自己的长期风格。那些缺乏活动的突触，或许是因为没有听到语言，没有运动，没有看见山脉，没有感受到爱，而逐渐枯萎和死亡。

五 髓鞘化

在神经系统发育的过程中，与轴突、树突的成长和突触的"剪枝"同等重要的另一件事情，就是神经纤维的髓鞘化。即使神经元长出了枝权，并形成能完成某项功能的大脑回路的突触，这些回路也只有在髓鞘化之后才能真正发挥作用。

（一）髓鞘和髓鞘化

脑和周围神经中的纤维束包含了成千上万的不同的轴突。这些神经纤维被紧密地捆绑在一起，很容易出现电活动彼此干扰的现象。为了避免短路，在成年人的神经系统中，大多神经元的轴突会被一种脂类物质（髓鞘）包围（见图3-23）。神经胶质细胞包裹神经纤维，形成髓鞘的过程就称为髓鞘化。

髓鞘就像在一根电缆中用以分隔两根电线的塑料或橡胶，它的一个重要功能就是绝缘。使相邻纤维之间得以避免电活动的相互干扰，这对于正确的信息传导是非常重要的。

髓鞘化的另一个重要功能是，加速电信号的传输速度。神经元传输电信号不是靠电子流，而是靠离子流，如钠、钾、钙等。由于神经细胞膜具有一定的通透性，当离子

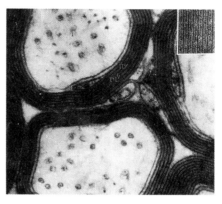

图3-23 被髓鞘间隔开来的神经纤维

流沿着没有髓鞘化的轴突穿梭时，一些离子就会泄漏出来。这将会降低神经传导的效率，甚至可能导致轴突不能引起持续的运动电位，影响信息的有效传递。

事实上，在髓鞘形成之前，神经元之间的交流不仅是缓慢的，甚至许多神经纤维都无法将神经冲动一路传导到终点突触，因为实在有太多的离子在过程中流失。

也就是说，髓鞘化在减少神经元之间电活动的干扰的同时，也弥补了通道中的缝隙，解决了离子流流失过多的问题，从而保证了神经冲动的快速、有效传递。因此，在神经发育的过程中，大脑皮层机能的发展与髓鞘化的进程是一致的。

（二）髓鞘的形成（怀孕的第5—6个月开始）

髓鞘的形成开始于孕期的第5、6个月。神经胶质细胞产生髓磷脂，髓磷脂会在神经纤维的外周形成包围层，并逐渐增厚，直至髓鞘化完成（见图3-24）。

在个体的生命早期，营养质量

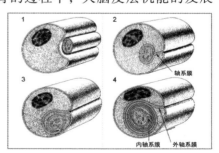

图3-24 施万细胞包裹着轴突，形成髓鞘的过程

决定了神经胶质细胞的个数及髓磷脂（一种脂肪鞘，由 80% 的脂肪和 20% 的蛋白质构成）的产生。由于神经胶质细胞的数量和髓磷脂的生成对出生后的神经成熟起着重要的作用，因此两岁以下的婴儿不适合吃低脂食物，他们的食谱中应当富含脂肪，以促进髓磷脂的生成，保证神经纤维髓鞘化的需要。

（三）髓鞘化的进程

在中枢神经系统中，不同区域的髓鞘化进程是不均衡的。总体来说，低级中枢的髓鞘化要先于高级中枢。

脊髓的神经纤维是最先开始髓鞘化的，婴儿出生时，他的脊椎和脑干就已全部形成并完成髓鞘化。随后是中脑和小脑，前脑（包括丘脑、基底神经节，一部分边缘系统）的皮层下的部分在出生后的第一年或可能到第二年髓鞘化。

大脑皮层的髓鞘化是整个神经系统中最晚开始的，也是发展最不均衡的。其中感觉区成熟得相对快一点，如视觉回路的髓鞘化在出生后的 2—3 个月就完成了；然后是运动区，初级运动皮层的传出神经在婴儿出生的第一年末产生髓鞘，运动联合区的中间神经元的髓鞘化时间则是从婴儿晚期一直到幼年中期；那些高级联合区，即顶叶、颞叶、额叶的大部分区域，则直到生命的第二个十年，还在修剪树突和进行轴突的髓鞘化。

总的来看，神经系统的髓鞘化过程遵循了以下规律：（1）近侧路径先于远侧路径；（2）感官路径先于运动路径；（3）投射路径先于联合路径。

表 3-4 　　　　　　　　　胎儿神经系统发育小结

怀孕时间（从受精卵形成计算）	发育内容
18 天	神经板形成
第 3 周（24 天左右）	神经板进一步发育成神经管，同时神经元开始形成
第 4 周	神经管顶端膨大，形成 3 个脑泡
第 5 周（35 天左右）	3 个脑泡开始分化成 5 个脑泡
第 6 周	开始分化成所有的脑组织，形成脑桥、小脑、丘脑、大脑皮层等结构的原始成分；脊髓中开始形成突触联结
第 7 周	神经元的生成达到高峰；大脑中开始形成突触联结

续表

怀孕时间（从受精卵形成计算）	发育内容
第 9 周	脊髓形成，并能控制胎儿最初的活动；脑的形态已初步具备，并开始形成大脑皮层
第 12 周末	丘脑形成；中脑、小脑已发育得很好；大脑皮层仍旧是平滑的
第 16 周	大脑皮层的外表面开始迅速发育，皮层表面开始出现沟回；胼胝体开始形成
第 18 周	大部分的神经元已经生成
第 20 周	大脑的基本沟/裂开始形成；神经纤维的髓鞘化开始
第 7 个月	大脑的沟回已经很明显，开始出现次级沟/裂
第 9 个月	基本具有了成人的主要沟回，三级沟裂开始出现；大脑外观几乎与成人一样

第四章　影响胎儿脑发育的因素

在受精卵发育成为成熟胎儿的漫漫九个月里，虽然有厚厚的子宫壁的保护，胎儿仍可能受到来自外界的不利影响，有时这影响就来自母体本身。

第一节　母体的状况

一　母亲的年龄

母亲的年龄在两种情况下可能对胎儿的发育造成影响：年龄过大和年龄太小。在我国，一般的观点认为，超过 35 岁的产妇属于年龄过大，小于 16 岁的母亲被认为是年龄过小。

（一）高龄母亲的危险

研究发现，如果母亲年龄过大，胎儿发生畸形的可能性比年轻的母亲大得多。以唐氏综合征为例。这是一种比较多见的染色体出生缺陷，

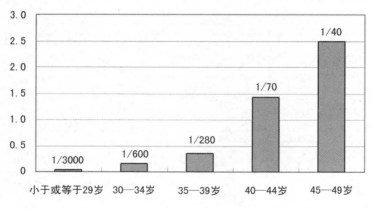

图 4-1　不同年龄女性子女发生唐氏综合征的概率

患有唐氏综合征的儿童普遍存在智能不足的现象，因此也被称为先天愚型。调查显示，年龄超过 40 岁的女性，其子女发生唐氏综合征的概率比 20 岁的女性高 40 多倍。

当然，父亲的年龄也不是毫无影响的。如果父亲的年龄超过 55 岁，孩子患唐氏综合征的可能性比其他父亲的孩子高 20%—30%。因此，高龄的父母在决定要孩子之前需要更慎重地考虑，并且一定要进行胎儿的产前筛查。

（二）低龄母亲的危险

低龄母亲的风险在于自身的不成熟，包括身体机能的不成熟和社会心理发展的不成熟。

由于这些低龄母亲的子宫、骨骼等发育尚未完全，心智不成熟，缺少独立的经济能力，以及比已婚母亲更大的社会心理压力等原因，常导致她们生出低体重儿、早产儿、死胎，及出现分娩困难等问题的机会高于正常孕妇。

国外的研究还发现，这些少年母亲对婴儿的照料常常也是不周到的，忽视和虐待孩子的现象比较多，在各种测试中，这些孩子的身体和心理的发展得分通常较低。

尽管母亲的年龄过大或过小是一个危险因子，但这仅仅意味着出问题的机会高于正常，并不意味着一定会出问题。

二　母亲的营养

母亲的营养状况与胎儿发育有着十分密切的关系。一般来说，那些在胎儿期和婴儿期营养不良的孩子，智商较低，学习较差，语言和行为能力有问题，甚至存在感觉统合失调。营养不良开始得越早，持续的时间越长，问题就越严重，而且越难弥补。

（一）严重的营养不良

有人调查过两次世界大战中战区诞生的婴儿，以及发生严重饥荒的地区的婴儿，结果发现这些婴儿出生时的体重普遍较轻，头围也比正常的婴儿小。另一项对 3 个月至 3 岁婴儿的智力测验表明，如果怀孕期间母亲严重营养不良，其婴儿的智商将明显低于其他儿童。

母亲营养缺乏的时间决定了对胎儿发育影响的方式。就大脑的发育而言，在孕期的前三四个月，大脑是不那么敏感的。尽管在结构上发生了巨大的变化，但由于这期间的大脑非常小，因此它的生长还不太依赖母亲的饮食。从怀孕的中期直到出生后的两年里，大脑将持续发育（突触形成、髓鞘生长等），此时大脑的发育水平将在很大程度上依赖它所获得的营养物质的数量和质量。

目前，这一观点已经得到解剖学研究的证实。研究发现，营养不良的孩子脑中神经元的数量与正常儿童无异，这是因为大多数神经元是在孕早期产生的，其数量受营养不良的影响较小。但是，这些儿童的大脑神经元的质量较差：树突和突触的数量较少，神经胶质细胞的数量大幅度减少，髓鞘的数量也明显少于营养良好的儿童。这些研究结果解释了营养不良的孩子大脑的运行速度缓慢、结构性差的原因。

值得庆幸的是，孕期营养不良的消极影响并非不可逆转的。研究显示，良好的成长环境能在一定程度上弥补营养不良造成的损害。那些出生时营养不良的孩子，如果出生后能够拥有良好的营养供给和丰富的环境刺激，将能恢复大多数的智力，不会出现认知的缺陷。

但是，这种重建一定要开始得早。只有在突触和髓鞘大量形成的时期，大脑的功能才可以得到很好的恢复。两岁以后，即使能够得到良好的营养和刺激，也无法消除其智力损伤。由此可见，在孩子大脑发育的敏感时期，保证充足的营养是非常重要的。

（二）特定营养素的缺乏

上文所述是严重营养不良对胎儿脑发育的影响，一般的营养缺乏则不会对胎儿发育造成太严重的后果。不过，如果某些特定的营养物质严重缺乏，如蛋白质、钙、铁等，也可能对胎儿的发育造成严重影响。

例如，蛋白质。蛋白质对胎盘的形成和子宫的增大十分重要，也是能量的重要来源之一。剥夺蛋白质会对正在发育的大脑产生严重的消极影响。所以女性在孕期每天要多摄入 10—12 克蛋白质，在哺乳期要多摄入 12—15 克蛋白质，以保证胎儿和婴儿发育的需要。牛奶、鸡蛋、瘦肉和豆类中都含有优质的蛋白质。

孕妇不仅必须提高对蛋白质的吸收，而且要提高对重要矿物质（如钙、铁、锌）以及维生素（主要是 B、D、E）的吸收。

如果母亲在怀孕期间经常出现抽筋的情况（缺钙的表现之一），会使胎儿严重缺钙，导致出生以后的佝偻病、鸡胸以及抽风等。胎儿期和出生早期严重缺钙还会影响儿童的大脑发育。

碘及相关的甲状腺激素是胎儿和新生儿的脑发育所必需的。如果碘缺乏，会导致不可逆的智力缺陷和神经损害，如呆小症，此类患者通常表现为智能不足，身材矮小，有突出的腹部及粗糙的皮肤。因此，缺碘地区的孕妇在怀孕期间应当食用碘盐代替一般的食盐。

需要提醒的是，人体对各种微量元素的需要量很小，超出正常值范围过多也可能导致胎儿发育的严重问题，甚至死亡。因此，孕期补充各种微量元素最好的方法是通过食物自然摄取，片剂（药物）的补充必须在医生的指导下进行。

三 母亲的健康

一些疾病和感染对母亲本人也许并无太大的危险，但却可能对胎儿造成严重的损害，造成胎儿的智力缺陷、眼瞎、耳聋或者流产。在怀孕的早期，这种危险更大。因为此时正是主要器官形成的关键时期，而胎儿的体内还没有产生足够的抗体以消灭外来的病毒。

在各种病毒中，对胎儿危害严重的有风疹、疱疹、梅毒、流感等。

（一）风疹

风疹是一种急性呼吸道传染病。患者发热 38—39℃，全身出现皮疹，3—4 日以后消退。风疹对母亲几乎没有什么长久损害，但是会严重损伤胎儿。

母亲在怀孕早期感染风疹，可能造成胎儿大脑及器官畸形，导致智力障碍、失明、失聪、心脏缺陷。据统计，母亲在怀孕的第一个月感染了风疹，对胎儿的影响最大，胎儿出现严重畸形的概率高达 50%；如果是在怀孕的第三个月感染此病，大约 10% 的孩子有严重缺陷；如果是怀孕的第 4、5 个月患风疹，大约 6% 的孩子出生后有严重缺陷。此后的感染造成严重缺陷的概率变得更小，但仍可能产生视、听、言语等方面的问题。

避免风疹感染最好的方式就是接种疫苗，让孕妇对风疹具有免疫能力。具体的做法可以是：第一，在儿童时期接种疫苗；第二，在准备怀孕时期（至少三个月之前）接种疫苗。

（二）疱疹

1. 细胞巨化病毒（CMV）

细胞巨化病毒是胎儿产前感染的最普遍、最危险的因素之一。该病毒在成人甚至儿童的身上没有明显症状，但对胎儿有极大的破坏作用，可能导致耳聋或智力发育迟缓。

据估计，有1%—2%的女性在怀孕期间初次感染细胞巨化病毒，这些感染中有35%会传染给胎儿。在母体内感染细胞巨化病毒的婴儿中，有10%左右的婴儿有明显的出生缺陷，另有10%的孩子会在出生的头两年出现听力的或智力的障碍。胎儿的细胞巨化病毒感染可以通过羊水诊断来确定。

细胞巨化病毒的感染通常来自尚未有免疫力的学步小孩，它可能通过任何体液传染，如唾液、尿液等。因此，孕妇要注意洗手，避免带有唾液的亲吻，不要和小孩共用杯子和勺子。

目前，还没有有效的细胞巨化病毒疫苗。不过，好在大多数成年女性此前已感染过这种病毒，第二次感染对胎儿造成的损害将会小得多。

2. 生殖器疱疹

生殖器疱疹是性遗传疾病中最普遍的疾病，没有药物可以治愈这种疾病。

孕妇感染这种病毒的后果相当严重，有1/3受感染的新生儿因此死亡，另有25%—30%的新生儿会出现失明、大脑损伤和其他严重的神经系统疾病。

胎儿在母体内就感染生殖器疱疹病毒的情况比较少见，往往是在出生时经由母亲的产道而感染。由于母亲的产道是感染发生的重要渠道，因此通常避免感染的有效措施就是：采用剖腹产直接把胎儿取出。

（三）梅毒

梅毒是一种性传播疾病。梅毒能够穿过胎盘屏障侵害胎儿，造成胎儿大脑、眼睛、骨骼、皮肤和肝脏的严重损害。

由于梅毒螺旋体在怀孕的前18周不能透过胎盘，因此梅毒对胎儿的严重危害主要发生在怀孕的中后期。根据已有的实践经验，如果在梅毒危害胎儿之前（即怀孕的早期）检出孕妇患有梅毒，可以通过药物（如盘尼西林）的治疗，来避免将病毒传染给胎儿。

（四）淋病

淋病也是一种性病。它对胎儿的主要危害在于：当胎儿通过产道时，淋球菌会伤害胎儿的眼睛，甚至造成失明。

治疗方法是：在孩子出生后立即用硝酸银滴入孩子的眼内，以达到清洗淋球菌的作用。如果胎儿在经过产道时感染了淋球菌，出生后又没有立即用药物清洗，出生后两天之内淋球菌就会导致新生儿失明。

（五）弓形体病

弓形体病发病时的最初症状和感冒差不多，因此常常被忽视。弓形体病对胎儿的危害十分严重，它可以引起胎儿严重的眼、脑障碍，甚至使胎儿死亡。

弓形体病的传染源一般是生肉以及家养猫。如果孕妇没有弓形体病的抗体，就应该躲开各种生肉以及猫的排泄物。

（六）流感

尽管目前还没有发现流感与某种特定的畸形或发育缺陷之间存在关联，但一些学者认为，母亲感染流感病毒会在很长时期内影响婴儿的大脑。

例如，一个研究发现，孕期6个月左右感染流感，可能会干扰神经元的迁移，损害儿童以后的认知和情感功能；另一项研究则显示，母亲在怀孕第4—6个月得流感，会增加儿童阅读障碍发生的概率；还有研究表明，在怀孕前的1个月或孕后3个月得流感，可能增加神经管缺陷的发生率，即使母亲的体温没有上升。

总之，母亲在怀孕期间的各种疾病或感染都可能对胎儿造成危害，所以，母亲一定要小心度过孕期，并采取适当预防措施。

四　母亲用药

母亲在孕期用药可能对胎儿造成有害影响。正常成人所服用的小剂量药物，对胎儿来说，也许会产生大剂量的效果，特别是那些能够很容易地通过胎盘屏障的药物，影响更大。

（一）有致畸作用的处方药

在已经知道的有明确致畸作用的药物中，处方药居多。

例如，治疗严重痤疮的药物（Accutane），一种复合维生素。这种药物如果在孕期的前3个月使用，会造成至少28%的胎儿畸形，特别是耳朵、心血管或中枢神经系统畸形。其他一些药物，如某些抗恶心药物和镇静剂在怀孕前3个月影响最大，能够导致胎儿出现严重的身体缺陷。研究发现，如果母亲在怀孕的第34天和第50天时服用镇静剂，则可能导致胎儿四肢的缺少；奎宁化合物与天生的耳聋有关；巴比妥盐酸

71

以及其他止痛剂，可能会减少胎儿的氧气供应，导致不同程度的大脑损伤。

最近的研究还发现，某些抗生素，如四环素、抗组织胺剂（用来治疗过敏反应）、安非他明（用于解除忧郁、疲劳的药物）和磺胺类药物都会对胚胎及胎儿产生副作用。过量的维生素 C、D、A、B6、K 也是有害的。

还有一些药物，最初看不出明显的负面影响，但它们的长期影响是消极的。例如，一种综合性激素——己烯雌酚（以下简称 DES），它曾经被用作保胎剂。使用 DES 的孕妇生的孩子看起来很正常。但几十年后，医学研究者发现，母亲使用 DES 与女儿患有阴道癌或宫颈癌之间具有一定的关系，而一些没患癌症的女孩，当她们怀孕时，却被发现很容易出现自然流产和生出问题儿童的现象。

（二）有风险的非处方药

虽然非处方药比处方药要安全一些，但是仍然有风险，加大剂量服用的风险更大。因此除非是母亲极度不舒服，否则最好不要服用。

例如，阿司匹林。过去，人们常用它作退烧药、止痛药。但是现在的研究证明，阿司匹林可能对胎儿造成伤害。如果婴儿在出生前一周受到阿司匹林的侵害，可能会导致婴儿的颅骨内出血，原因是阿司匹林会影响血液的凝结。另一项研究表明，在怀孕早期服用阿司匹林、止痛退烧药等，会使胎儿的腹腔壁不能闭合。

总之，几乎所有药物对发展中的胚胎或胎儿都有潜在影响，其作用大小依使用的剂量、次数、时间及其药物本身的性质而定。鉴于这种情况，专家建议，女性在怀孕期间应当避免进行任何药物治疗。当然，如果疾病可能对母亲的生命造成威胁，或者不治疗会给胎儿带来更大的危害，那么还是应当在专家的指导下使用药物，或者选择流产。

第二节　母亲的不良习惯

一　母亲饮酒
（一）孕妇饮酒的后果

1973 年，K. 琼斯（Jones）等人指出，母亲酗酒可能导致孩子患上"胎儿酒精综合征"（FAS）。"胎儿酒精综合征"是一种严重影响儿童心理发展、导致生理缺陷的病症。

患有"胎儿酒精综合征"的婴儿通常身体发育迟缓，比正常婴儿更小、更轻；智力水平偏低；多动，富有攻击性，在青少年期和成年早期会表现出较多的适应问题；有一些明显的生理缺陷，如心脏缺陷及面部畸形，这些畸形包括双眼间距过大、短鼻、长长的上嘴唇、缺少人中凹陷等。

另一些研究则进一步指出，即使一些婴儿没有明显的症状，但他（她）未来的认知能力的发展仍是不能忽视的问题。出生于饮酒母亲的儿童中，有80%的儿童有不同程度的智力问题、多动症状或语言障碍。

（二）酒精危害发生的机制

酒精可以轻易地穿过胎盘，进入胎儿的血液中。因此，胎儿体内的酒精含量与母亲是相当的。如果母亲醉了，那么她的孩子也是。

动物研究和人类研究的结果一致显示，大脑是最容易受酒精的侵害而出现发展障碍的身体组织。

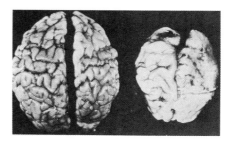

说明：患有"胎儿酒精综合征"的儿童不仅面部存在明显的发育缺陷，而且大脑有明显的发育障碍（左边）。与正常儿童的大脑（右边）相比，他们的大脑缺少沟回，体积也小。（资料来源：*The development of children*，Cole et al.，2005）

图4－2　患有"胎儿酒精综合征"的儿童的脑

一方面，酒精能够直接杀死胎儿的脑细胞。动物研究的结果发现，如果在孕晚期受到酒精侵害，幼鼠小脑中的神经元和神经胶质细胞的数量会明显减少。

另一方面，酒精会干扰神经元和神经胶质细胞的迁移，从而导致特定的脑结构的错位，甚至无法形成。尽管少量的酒精不会导致大脑发育畸形，但它仍会影响树突的生长、树突棘的发育，还有精确的突触联结的形成。

（三）酒精损害程度

酒精对胎儿的损害程度取决于饮酒量。

在患有"胎儿酒精综合征"的婴儿中，有30%—50%的婴儿的母亲每天至少饮酒6次。这里的"1次饮酒"指的是纯酒精的含量达到0.5盎司（大约14克）的所有酒精饮料，如一杯12盎司的啤酒，或5

盎司的白酒，或 1.5 盎司的烈酒。

中度饮酒导致婴儿出现"胎儿酒精综合征"的可能性很小，但对孩子仍会造成智力上的损害和轻微的生理缺陷（胎儿酒精效应，FAE）。例如，在其他条件（母亲的饮食结构、受教育程度等）相似的情况下，那些母亲在整个孕期每天饮酒 3 次左右的孩子，在学龄期比不饮酒母亲的孩子的智商平均低 7 个百分点。另一项报告中指出，如果孕妇喝 1 盎司伏特加，在随后的几分钟内，胎儿的呼吸会发生很大的变化，一些胎儿的呼吸减慢甚至停止一段时间。这种变化表明，尽管不会导致死亡，但中度饮酒会导致胎儿生理功能的严重降低。

还有一些研究发现，在胚胎发育的关键时期，单次的狂欢饮酒（即一次喝大量的酒）也会对胎儿造成极大的伤害。也许一位母亲没有每天饮酒的习惯，但如果她在孕期有过一次或几次狂欢饮酒的话，仍会对孩子未来的认知能力和感知运动能力造成消极影响。

由此可见，为了胎儿的健康发育，女性在孕期或想要怀孕的时期应当避免过度和中度饮酒，最好是滴酒不沾。因为在怀孕期间，不存在安全的饮用酒精的数量，戒酒才是最安全的方式。

二　母亲吸烟

母亲吸烟很容易伤害胎儿。研究表明，孕妇吸烟可能增加胎儿流产、早产、死亡或出生后不久死亡（例如，婴儿猝死综合征）的发生率，而且容易产出低体重儿。有一些研究还显示，母亲在怀孕期间大量吸烟，可能对孩子的认知能力有长期影响。

（一）危害发生的机制

烟草中含有大量的、对脑发育有潜在危害的化学物质。目前，比较明确其作用机制的是尼古丁和一氧化碳，它们是导致胎儿体重较轻的主要原因之一。

首先，这些有害物质会减少胎儿的氧气供给。

孕妇吸烟时，烟草中的尼古丁和一氧化碳将穿过胎盘，进入胎儿的循环系统。尼古丁会促使胎儿的血管收缩，从而减少对胎儿的血液供应；一氧化碳则会替换母体和胎儿循环系统中的氧气。这两种物质共同减少了对胎儿的有效供氧量。研究显示，如果母亲吸 5 分钟烟，胎儿心搏将比正常快 20%，并且将持续 10—15 分钟。

由于氧气的供给较少，胎儿所有器官的发育速度都将放慢，包括脑的发育。

其次，尼古丁可能通过影响乙酰胆碱（一种神经递质）的工作，对胎儿神经系统的发育造成损害。

大多数的神经递质（包括乙酰胆碱），除了在突触传递的过程中发挥作用外，也具有促进神经元生长的作用。动物研究的结果表明，出生前受到尼古丁的侵害，会导致鼠脑中负责乙酰胆碱合成和储存的脑区的神经元结构和生化特点的改变。而且与人类的婴儿一样，这些老鼠也出现了注意力和运动机能的缺陷。

（二）危害发生的时间

一般认为，母亲吸烟对胎儿发育影响最大的时期是怀孕的最后三个月。在这个阶段，神经系统的生长发育迅速，大量的树突和突触正在形成中。一氧化碳造成的供氧量减少以及尼古丁造成的血管收缩，使胎儿的脑组织得不到正常数量的氧供给，从而导致部分神经元的死亡或改变，影响胎儿的大脑发育，造成智力缺陷。

另外，孕后期也是胎儿获得体重的关键时期。由缺氧引起的营养不足，会造成胎儿体重低下。因此，如果母亲能在怀孕的第 16 周之前停止吸烟，胎儿的体重还可以达到正常水平。即使是在分娩前一个月才停止吸烟，也可以减少胎儿在出生过程中发生窒息的概率，这是导致新生儿脑损伤的最普遍的原因。

大量的研究表明，被动吸烟（"二手烟"）同样有害。当父亲或母亲身边的任何人吸烟时，烟雾中的有害物质会通过肺部，最终进入母亲的血液循环系统，影响到胎儿。值得注意的是，"二手烟"中的有害物质的含量通常比吸烟者直接吸入的还要多。因此，并不只是孕妇需要禁烟，父亲及其他家庭成员也应当停止吸烟，以保障母子的健康。

三 咖啡因

咖啡因是一种中枢神经系统的刺激物，过量的咖啡因（超过 600mg）会导致心脏颤抖、失眠、焦虑、恶心，甚至抑郁。

咖啡因存在于多种食品和饮料当中，如咖啡、茶、黑巧克力。一杯 6 盎司的咖啡中含有 60—150mg 的咖啡因，一杯 1 盎司的黑咖啡中含有

30—80mg 的咖啡因，一杯 6 盎司的茶中含有 20—100mg 的咖啡因，一盎司的黑巧克力中含有 20mg 的咖啡因混合物。

咖啡因对胎儿的影响尚不太清楚，不过可以确定的是，它不像烟草和酒精的作用那样明显。以往对咖啡因的担忧主要来自动物研究的结果：有研究者发现，150 杯咖啡可以导致啮齿动物畸形。

在人类研究中还没有发现咖啡因有明显的致畸作用。不过，一些研究表明，孕妇大量服用咖啡因可能造成早产，或生下低体重儿。所以专家建议孕妇每天消耗的咖啡因应当不超过 300mg。

四 母亲吸毒

（一）大麻

吸食大麻会使药物的毒副作用加倍，并加重由吸烟引起的缺氧症状。它产生的致畸作用可能比尼古丁更严重，因为大麻中有麻醉作用的物质 THC，可以很容易地穿过胎盘，进入胎儿的循环系统，但却很难排出。

与吸烟一样，吸食大麻也会造成胎儿循环系统中一氧化碳的含量大幅度上升，夺去脑组织发育所需的氧气。研究表明，母亲吸食大麻会影响新生儿的视觉和惊跳反应，并与 4 岁时儿童的言语和记忆缺陷及学龄儿童的行为缺陷有关。

在出生的头一两个星期，对大麻上瘾的婴儿还会出现颤抖、睡眠失调、对环境缺乏兴趣等现象。

（二）可卡因

可卡因不仅能够使人高度上瘾，而且对胎儿具有潜在的危害。

像大多数的毒品一样，可卡因也能够很容易地通过胎盘屏障，进入胎儿的循环系统。由于可卡因在脂肪中是可以溶解的，所以能够被保留在胎盘和羊水中，让胎儿继续吸收。在成人体内，一剂可卡因的存留时间是 48 小时，但在胎儿体内，它存留的时间要长得多，因此危害更大。

研究发现，母亲吸食可卡因可能会干扰胎儿的活动和睡眠模式，影响脑组织的正常发育。吸食可卡因的母亲所生的孩子，头围比一般的婴儿小很多（"小头症"）。他们通常有智力迟钝的问题，发育迟缓，坐、站立、行走的年龄都比一般儿童要晚；不能对环境做出很好的回应，结交朋友很困难。

　　另外，女性在怀孕期间吸食可卡因，还可能导致胎盘早剥，引起胎儿早产。可卡因也会增加新生儿出生时窒息或脑出血，或死于"婴儿猝死综合征"的概率。

　　由于吸毒的母亲往往同时使用其他一些致畸物质，如喝酒、吸烟等，因此很难准确地估计某一种毒品对胎儿发育的影响。但有一点很清楚，就是吸毒成瘾的母亲生出的孩子，也会对毒品上瘾，并会经历戒瘾反应的折磨，出现"新生儿戒瘾综合征"（NAS）。

　　由于出生后不能再接触到毒品，这些上瘾婴儿会出现颤抖、坐卧不宁、活动亢进的反射、高声大哭、呕吐、发烧、出汗、极速呼吸、迅速抓取等症状，对可卡因、海洛因、美沙酮上瘾的婴儿还会出现睡眠障碍、对周围环境注意缓慢等现象。上瘾婴儿的这些令人不愉快的行为还将进一步影响与照料者之间的情感纽带的建立。

　　最近的一些研究认为，每种毒品都与脑发育的缺陷或发育滞后有关，也会提高流产和早产的概率。因此在怀孕期间，应当完全避免吸食任何毒品。

表 4 - 1　　　　　　可能影响胎儿发育的药物与化学物质

影响因素	一些可能的影响效果
处方药	
镇静剂	胚胎中出现严重的形态变化；四肢变形
奎宁化合物	天生耳聋
阿奇特林（治痛风）	流产的风险
四环素	牙齿出现污斑
痤疮灵	胎儿畸形
锂	在心脏缺陷上有更高的风险
安定药	使用治疗剂量，会产生最小影响
安非他明（苯丙胺）	使用治疗剂量，影响很小
己烯雌酚	更高的宫颈癌风险
非处方药	
阿司匹林	正常剂量风险很少，使用高剂量有出血风险
醋氨酚（退热静）	正常剂量风险很少，过分使用胎儿可能死亡

影响因素	一些可能的影响效果
抗组织胺剂	还不清楚它的消极作用
氧化镁牛奶	还不清楚它的消极作用
维生素	正常剂量很少有明显风险；大剂量使用，可能会有一定风险
阿斯巴特甜糖（天门冬胺酰苯丙氨酸甲酯）	不可能是"畸胎剂"，但可能导致智力迟钝
化学物质	
甲基水银	米里马塔疾病；智力迟钝；瞎眼；死亡
多氯化联二苯（PCBs）	更高的流产与畸形概率；咖啡色的皮肤颜色
铅	成人身上出现严重的身体与智力问题
尼古丁	偶尔的胎盘问题与宫外孕；胎儿出生时较低的体重；早熟；更高的胎儿死亡风险；更高的"婴儿猝死综合征"风险
咖啡因	正常剂量风险很少；过度摄入也许毒性更大
酒精	可能导致胎儿酒精综合征；发育迟缓；智力迟缓
非法药物	
麻醉品	新生儿戒瘾综合症；有时致命
可卡因	神经系统问题，发育迟缓，对"婴儿猝死综合征"的敏感性越来越大，胎儿死亡的可能性增大

（资料来源：《孩子们：儿童心理发展》（第9版），2004）

第三节 母亲的情绪和压力

关于母亲的情绪会影响胎儿发育的观点由来已久。

1982年，一个以色列人通过实验证明，母亲的情绪是可以影响她的胎儿的。研究者将耳机放在孕妇的耳朵上，让她们听各种音乐。当音乐开始的时候，特别是母亲最喜欢的音乐开始的时候，大多数胎儿会变得更积极，活动更多。由于在这种情况下，胎儿是无法听到音乐的，因此研究者推论，是母亲的情绪影响了胎儿的反应。

不过，直到近几十年，人们才真正开始了解这种影响发生的机制。

一　情绪影响的作用机制

众所周知，母亲与胎儿各自有着自己的大脑及植物神经系统结构，各自有着自己的血液循环系统。那么母亲的情绪是如何影响到胎儿的呢？目前比较一致的看法是，情绪引发了母亲体内激素水平的变化，进而影响到胎儿的反应。

当母亲受到刺激时，这些刺激会首先作用于大脑皮层，同时立刻传递到与大脑皮层直接相连的下丘脑，引起母亲的情绪反应。同时，作为情绪中枢的下丘脑将情绪所引发的神经冲动转化为荷尔蒙的信号，改变母亲血液中的激素水平。胎儿感知到母体的这些变化，并做出相应的反应，这是胎儿适应性的一个表现。

如果母亲的情绪情感体验是短期的，所引起的激素水平变化将不会对胎儿的发育产生很大影响；但若母亲所产生的情感体验是长期的，激素水平的这种持续变化，就可能改变胎儿正常的生物节律，影响胎儿发育。

二　应激激素

在关于母亲情绪影响胎儿发育的各种研究中，有关压力和应激的研究最多，也最成熟。已有的研究显示，在压力情境下，个体的肾上腺会分泌肾上腺素和正肾上腺素，产生应激反应：心跳加快、瞳孔扩大、血液冲入肌肉等，然后变得高度警惕和警觉。

与此同时，人体还将产生两种重要的应激激素：皮质脂酮和儿茶酚胺，它们对胎儿的神经发育有着重要的影响。当孕妇的压力过大时，会给胎儿带来过量的皮质脂酮和儿茶酚胺，阻碍胎儿的生长发育。

一些研究发现，极端的孕期压力可能导致胎儿的发育异常，如唇裂、唐氏综合征、各种新生儿疾病等。研究还发现，母亲压力过大或极度焦虑可能导致高流产率、高早产率和低体重儿。另有证据表明，母亲长期处于应激状态会影响胎儿和新生儿的大脑功能，使得这些婴儿更难以取悦，更易激惹，并且可能出现智力和行为发育滞后。

（一）皮质脂酮

皮质脂酮是一组由胆固醇衍生而来的激素，可以为个体的大脑和肌肉调动能量。

母亲血液中的皮质脂酮能够穿过胎盘，其中的皮质醇（氢化可的松）对维持胎儿的生理节律有重要作用。出生前胎儿的生理节律常常会比出生后要好，就是因为母亲血液中皮质醇的含量在清晨的时候最高，傍晚的时候最低，这种激素水平的变化使胎儿得以适应昼夜的循环。

但是，就像所有产前的影响因素一样，激素水平过高也会导致问题。

1. 高水平的皮质醇会增加胎儿唇裂和腭裂的危险

动物实验表明，在孕期的第 9 天到第 15 天，给怀孕的母鼠注射过量的皮质醇，仔鼠发生腭裂的概率非常高。如果把孕鼠放在压力环境中，其后代出现腭裂的概率也会上升，只是上升的幅度不像注射的情况下那么高。

人类研究也证明，巨大的孕期压力也是人类胎儿出现唇裂和腭裂的一个重要原因。在一项研究中，研究者考察了智利（圣迭哥）大地震后 6 个月出生的婴儿。结果发现，这些婴儿发生唇裂和腭裂的概率是正常情况下的两倍。这说明，怀孕前期（头三个月）高水平的皮质醇同样会影响人类胎儿的生长发育。

2. 皮质脂酮与胎儿的各种大脑功能失调和行为混乱有关

大剂量的皮质脂酮能够干扰大脑发育的每一步：从神经元和神经胶质细胞的生成，到树突、突触的形成，以及神经纤维的髓鞘化，都会受到高水平皮质激素的影响。在正常情况下，头围是测量婴儿脑容量大小的指标。有数据显示，巨大压力下的孕妇所生的孩子的头围明显较小。这说明，母体高水平的皮质脂酮可能阻碍了胎儿神经元的分裂和增殖。

动物研究也发现，将怀孕的蝙蝠每天禁锢半个小时左右（使其处于应激状态），可以造成其后代大量的行为异常：如发声和探索能力较差，更多焦虑，更情绪化，学习能力更差。解剖学的研究证明，所有这些现象与产前压力导致的脑组织发育问题有关。这些小蝙蝠的学习记忆中枢——海马存在生长缺陷，一些神经递质系统损坏，应激反应系统异常。

（二）儿茶酚胺

除了皮质脂酮以外，儿茶酚胺也是产前压力导致胎儿发育异常的原因之一。研究显示，高焦虑的母亲的子宫内儿茶酚胺的含量要高于平静的母亲，那些从事高应激工作的孕妇体内的儿茶酚胺含量通常也相当高。

高水平的儿茶酚胺可能通过几个途径影响胎儿的大脑发育：

（1）它会限制母亲的血液流向子宫，减少胎儿的氧气和营养供给，从而抑制胎儿大脑的生长发育。

（2）过量的儿茶酚胺会刺激胎儿产生过量的活动，消耗过多的对胎儿生长发育有用的营养物质。

（3）一些研究者相信，那些严重焦虑的母亲所生的孩子会适应子宫内高水平的儿茶酚胺，以致出生后自身也会产生高水平的儿茶酚胺，导致这些孩子会更多动、敏感和易激惹。

另外，应激时高水平的肾上腺素还可能引起子宫收缩，导致早产。

综上所述，母亲在孕期压力过大确实可能对胎儿的发育造成不利影响。这种影响甚至比某些危险因素的危害更大。因此，与其花 9 个月的时间让胎儿处于压力激素中，不如忘记曾经做过的胸部 X 光检查，轻松地享受孕期。

第四节　来自周围环境的影响

一　化学物质

许多化学物质对发育中的胎儿具有潜在的威胁。孕妇在工作中接触这类物质越多，胎儿发生危险的可能性就越大。

（一）铅

1. 铅中毒的后果

铅在生活中广泛存在：含铅汽油，汽车尾气，燃煤、钢铁冶金、化学工厂排放的废气、废水，家庭装饰材料（油漆、涂料），化妆品（口红、爽身粉），金属餐具，食品的污染（如含铅皮蛋）等。铅危害最严重的地方是汽车厂、喷漆厂、电池制造厂、有色玻璃制造和珠宝制造厂，等等。

铅在身体内缓慢积累，当达到足够高的含量时，就会导致儿童和成人严重的身体与智力问题。

研究表明，大量接触铅的孕妇有较高的流产率和死胎率。那些出生前受到铅影响的孩子会有轻微的、但是明显的智力缺陷。如果这些孩子出生后不再受到铅的影响，那么在四五岁的时候，其智商可以恢复正常水平，否则其智商将会永久性偏低。

出生后，1—5 岁儿童铅中毒的重要原因是，吃玩具表面油漆涂料中的铅屑及呼吸机动车的尾气。因此，应当避免婴幼儿经常在马路边玩耍和啃咬油漆玩具，以免发生铅中毒。

2. 危害发生的机制

首先，铅会干扰人体内许多酶的功能。

在个体发育的时期，铅还会阻碍个体对矿物质的吸收、能量的利用及 DNA 的合成，进而影响细胞的生长和分裂。

其次，过量的铅会扰乱脑内一氧化氮（NO）的动态平衡。

一氧化氮（NO）作为一种信使分子，参与了神经发育及突触可塑性等过程，并在学习和记忆中起重要作用。动物实验的结果表明，铅暴露会导致诱导型一氧化氮合酶（iNOS）的活性增加，导致一氧化氮（NO）的大量生成。

过量生成的 NO，一方面可直接杀伤神经元产生神经毒性，另一方面可能引起脑组织的氧化损伤，NO 的异常变化可能同时影响发育期大脑皮层和海马的突触形成及神经功能的完善，进一步加重铅的神经发育毒性。

（二）味精

1. 摄取味精的后果

味精是一种氨基酸的合成物，学名叫谷氨酸盐。它作为一种调味料被广泛应用于食品加工中。

在现实生活中，因为孕妇食用味精而损害孩子大脑的概率非常小。原因有两个：一是谷氨酸盐不大容易穿过胎盘屏障；二是味精作为一种调味品，通常的摄取量是很小的。

但值得注意的是，婴幼儿出生后可能会受到食物中谷氨酸盐的影响。在没有胎盘保护的情况下，谷氨酸盐能轻易地进入婴儿的大脑，特别是下丘脑。动物实验发现，用大量的谷氨酸盐来喂养幼鼠，会导致幼鼠下丘脑部位的神经元数量的明显减少。在其后的发育中，这些幼鼠还表现出荷尔蒙紊乱的症状：肥胖、不毛症或青春期滞后等。

2. 危害发生的机制

研究发现，大量服用谷氨酸盐可以杀死脑细胞，幼小动物更是如此。

正如我们所知，神经元之间的联系是通过神经递质的突触传递来实现的。这些化学信息物质可以分成两种类型：兴奋型和抑制型。谷氨酸盐是大脑中最普遍的一种兴奋型神经递质。如果神经元被谷氨酸盐过分地刺激，它们就会损坏或死亡，这与大量电流会损坏电器的道理是一样的。

婴幼儿的神经元还处在发育阶段，对谷氨酸盐比成年人更敏感，更易受到伤害，而且同样多的谷氨酸盐对体重不到 30 斤的幼儿的伤害显然会大于体重 150 斤的成人。因此，在婴幼儿的食物中添加这些调味品具有潜在的危险，美国的制造商在大约 40 年前，就停止了向婴儿食品中添加味精的做法。

（三）水银（汞）

如果孕妇在孕期接触了较大量的水银，她的孩子有可能会产生心理迟钝。

20 世纪在日本的水俣湾，出生了大量严重畸形和发育迟钝的婴儿。之后的研究发现，导致这一现象的原因是，当地工厂的工业废水中含有大量的汞，致使鱼类的含汞量也很高。当地人经常食用含汞的鱼，从而导致了胎儿的畸形。

除此之外，还有许多化学物质对人类是有害的，如多氯化联二苯（PCBs）、有机碳氢化合物、硫化物等，它们不仅会伤害暴露者自身，也会对他/她未来的孩子发生影响。因此女性在孕期应当尽量避免接触以下物质：有机溶剂（甲苯、苯等）、油漆、各种类型的除草剂和杀虫剂、多氯化联二苯、聚氯乙烯（多用于塑料制品的生产）、碳氢化合物、甲基水银以及其他一些重金属。

二　辐射

除了上述有害的化学物质以外，一些物理射线也会威胁人类健康，这就是大家所知道的辐射。

（一）电离辐射

电离辐射包括 X 射线、伽马射线、放射性物质的射线。这些射线具有很高的能量，能够从一个原子或分子中分离出电子，因此称为电离辐射。

1. 电离辐射的危害

电离辐射对胎儿的发育和我们自身都是很危险的。成人受到过量的辐射会诱发癌症；如果胎儿受到辐射，则可能会改变整个发育过程，导致胎儿死亡或出生缺陷，特别是大脑发育的缺陷。

据不完全统计，日本广岛的核爆炸事件后，那些距广岛核爆炸中心较近的孕妇，特别是处于怀孕前 20 周的孕妇，几乎没有可能生出正常孩子；即使是离爆炸中心较远的孕妇，她们的孩子发生心脏缺陷、畸形和各种心理缺陷的比率也比一般孕妇高许多倍。

2. 危害发生的机制

电离辐射能够直接破坏体内的分子结构，造成组织损伤或染色体变异，是一种潜在的致畸源。即使是治疗剂量的射线也可能伤害胎儿，导致胎儿畸形、智障或流产。放射的剂量越高，出生缺陷或流产的发生率也越高。

3. 危害程度与作用时间

与其他的有害物质一样，电离辐射对胎儿的危害性的严重程度与作用时间有关。

表 4 - 2　　　　　胎儿期电离辐射的危害程度和作用时间的关系

受到辐射作用的时间	后果
怀孕第 1—2 周	可导致胚胎死亡
第 2—8 周	不会导致智力缺陷，但可能对其他器官造成伤害
第 8—15 周（神经元大量生成的时期）	大脑最易受到电离辐射侵害的时期，此时大量的辐射会导致智障
第 16—25 周	导致智力缺陷的可能性是第 8—15 周的 20%—25%

没有绝对安全的辐射水平！！

如果是出于诊断或治疗的必要，女性在孕期可接受的最大放射量为 5 个单位（Rem），这比能够导致智障的放射量低 10 倍。但那些工作环境中就存在电离辐射的女性，如放射学家、原子能工作人员，可接受的最大放射量则更低，大约只有 0.5 个单位，比能够导致智障的放射量低 100 倍。

同时，在对孕妇进行必要的 X 光诊断时，需要注意：

1. 如果诊断时间能避开孕期的第 8—15 周，胎儿大脑受损的概率就会减少很多。

2. X 光是高度集中的。如果让射线避开母亲的子宫，胎儿受到的影响就会很小，因此孕妇可以在腹部带一个铅罩来保护胎儿。

3. 放射量是不断积累的。5 个单位的限量指的是整个孕期的辐射总量，而不是一次辐射的量。

由于辐射对胎儿发育的危害是巨大的，因此一般情况下，女性在怀孕期间不要接受放射性治疗（通常放射量会超出可接受范围）。不过，如果放射治疗对于母亲的健康是必需的，那么专家建议孕妇可以考虑流产，等母亲恢复健康后再行怀孕。

（二）非电离辐射

非电离辐射指的是那些频率较低的能量波或机械波，包括所有的光波、微波、电波等。

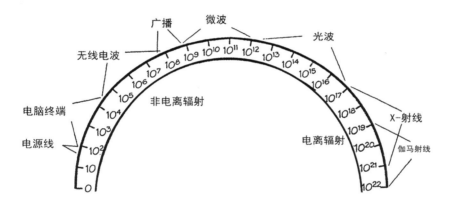

图 4 - 3　电磁波谱（单位：赫兹）（1016 以上为电离辐射）

随着电器产品在生活中的应用越来越多，如微波炉、电脑、手机等，我们正受到越来越高水平的非电离辐射的影响。

问题是，这些影响是否会伤害胎儿？下面我们来一一介绍各种非电离辐射波的影响。

1. 紫外线

在非电离的范围内，紫外线的能量最大，它对我们的眼睛和皮肤有破坏作用。

幸运的是，无论是紫外线还是红外线，穿透力都比较差，它们不能深入母亲的机体组织，对胎儿造成伤害。高频率的微波也是如此。

2. 低频率的非电离辐射波

各种低频率的非电离辐射波具有很强的穿透力，如微波、无线电波和超声波。

虽然这些波不会像电离辐射波那样，直接破坏生物分子，但它们可能通过升高胎盘温度，间接地影响胎儿的发育。如果这些非电离辐射波的强度比较大，持续时间比较长，就会导致胎盘温度持续上升（达到39℃），增加胎儿流产和畸形的概率，特别是大脑和眼睛的畸形。一项近期的研究发现，孕妇使用电热毯容易流产，可能就是与胎盘温度的升高有关。

尽管在孕期受到微波和无线电波的强烈辐射是有害的，但由于在日常生活中这些辐射的量都比较小，而且电磁波的能量会随着距离的增加锐减，因此不会造成很大危害。

不过，从事某些工作的人，如在广播塔、雷达站工作的人，或从事物理治疗的女性，可能会受到无线电波和微波的较强侵害。

专栏：孕妇可以使用电脑和微波炉吗？

现在，微波炉已经成为许多现代家庭的必备厨房用品，它是否会对胎儿造成伤害？

微波炉所使用的是低频率微波，它能够比较容易地穿过机体组织，迅速升高机体温度，因此被用于烹调食物。如果孕妇被这种微波直接照射，可能会影响胎儿的正常发育。

不过，一台合格的微波炉在烹调的过程中不会泄漏太多的微波，通常会有很多的设计工艺来保障微波炉的使用安全。例如，炉门打开时，微波发生器会自动断开；防护网罩可以防止微波从前窗泄漏。另外，随着距离的增加，微波的电磁能量会迅速下降。即使是一个泄漏的微波炉，只要能够保持几英尺远的距离，所造成的影响就很小。

为了安全起见，孕妇在使用旧的微波炉时（微波炉的泄漏水平会随使用年限而上升），最好保持一定的距离。也就是说，在按下操作键后，即刻退开，并且在加热食物的过程中不要打开炉门。

　　另一个让准父母担心的问题是，电脑显示器是否会对孕妇及胎儿造成伤害？

　　在当今这个信息社会，电脑和网络已成为很多人生活中不可缺少的部分，在电脑前工作的女性人数也在不断增多。几年前，曾经有报道介绍了一些流产、早产或孩子有出生缺陷的孕妇，她们都在工作中使用了电脑，这一定程度上引起了人们的担忧。

　　目前流行病研究的结果证明，这些担忧是不必要的。那些在工作中使用电脑的孕妇，流产率、出生缺陷率与一般人群相仿。也就是说，孕妇使用电脑并不会伤害胎儿。

　　不过，孕妇在使用电脑时应当注意：（1）避免在电脑过度集中的场所（机房、网吧）活动。因为单个电脑显示器的电磁能量较小，可能对胎儿没有伤害，但多个电脑共同作用的电磁能量比较大，影响也会比较大。（2）避免长时间使用电脑。因为长时间坐在电脑前，可能导致血液循环不畅，影响胎儿的氧气供应。

3. 核磁共振和超声波

核磁共振和超声波检查是现代医学常见的诊断技术，但孕妇在使用这些诊疗技术时可能存在一定的风险。动物研究发现，核磁共振可能与出生缺陷、流产有关。因此，孕妇在怀孕的早期应当避免做核磁共振的检查。

　　在大多数情况下，产前的超声波检查是安全的。但强的超声波仍可能对胎儿造成伤害，其中最有可能的伤害方式是组织加热。因此孕期应当避免进行超声波治疗。如果孕妇发烧的话，超声波检查也应该停止，以免造成胎儿体温过高。另外，频繁使用超声波仪器为胎儿拍照留念的做法也是不可取的。

　　以上介绍了很多可能对胎儿造成伤害的因素。有三点需要注意：

　　（1）各种有害因素对所有人的破坏力不是恒定的。有些胎儿对这种因子比较敏感，有些胎儿则对另一种因子比较敏感。

　　（2）理论上，只有在有害物质达到一定量时，才会对胎儿的发育造成伤害。哪怕是最危险的东西，如辐射、铅等，如果量很小，也是没关系的。

（3）有害物质的作用是累积的，因此即使某种物质的危害是较小的，但如果几种危险因素共同作用，将会使胎儿的危险成倍增加。

第五节　敏感期与胎儿的大脑发育

敏感期是指胎儿或胚胎对来自内部或外部的有害条件的影响高度敏感的时期。

一种畸胎形成物的危害程度取决于它所出现的时机。一般来说，致畸物的破坏力只是在敏感期能够达到最强。当某个身体组织以最快的速度发育的时期，就是它最易受到伤害的时候。

身体的每一个器官和组织的形成发育都有一个敏感期（见图4－4）。图中圆点指示的是损伤最易出现的部位，深色条杠部分指示的是对损伤最敏感的阶段。

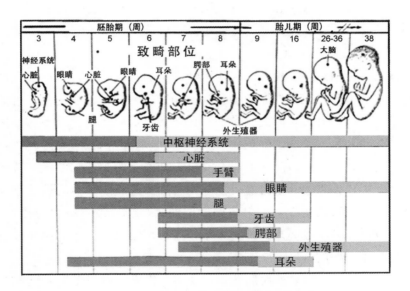

图4－4　胎儿最易受到伤害的时机和部位

从图4－4中可以看出，发生在孕早期的侵扰对神经系统的破坏性更强。这是因为大多数神经元的生成和迁移是在怀孕早期进行的，这时大脑的基本结构正在形成，因此对外界的影响特别敏感。一旦这些脑结构的定位工作完成，尤其是所有的神经元已经形成之后，虽然大脑对有害物质仍然敏感，但其破坏性会减弱。

图 4-4 中还显示出其他身体主要器官的敏感期：头和脊柱的敏感期是怀孕后第 3—5 周；心脏的敏感期是第 3—6 周；另外一些身体器官的敏感期是在怀孕的第 2 个月。由于怀孕前 7 周的损伤最易导致主要结构异常，此时接触"畸胎剂"可能导致着床失败或流产。由此可见，胚胎期也是整个孕期发展的关键期。

以往的观点认为，一旦身体的某个器官或某个部分完全形成，它们对于大多数畸胎形成物的反应就不再敏感，也就是说，危险物质不再会对这些器官产生重大影响。因此，母亲在怀孕的第 34 天和第 50 天时服用镇静剂，才会导致胎儿四肢的缺少。

但是，近期也有研究指出，畸胎形成物在任何时候都有可能伤害胎儿。因此，不要认为有害因素仅仅会在 12 周内对相应部位产生影响，其他时期也一样会对胎儿造成伤害，只是程度不同而已。

专栏：早孕呕吐是不好的吗

在怀孕的初期，一些女性会出现乏力、晨间恶心、食欲下降等孕期反应，即早孕反应。这些反应通常会持续到孕期的第 3 个月末，之后孕妇的自我感觉变得良好。从生理学的角度来看，导致早孕反应的一个重要原因是母体内荷尔蒙水平的变化。研究发现，在女性怀孕一周（以受精时间计算）后，可以在血液中检测到 HCG（一种激素）。在孕早期，HCG 的水平会上升很快，大约在第 8 周达到高峰，然后迅速下降，直至怀孕中期。因此，孕期的晨间反应是一个好的信号，它意味着胎盘发育良好。

还有一种观点认为，母亲的早孕反应也是对胚胎的一种保护。因为在怀孕的前 3 个月，胎儿身体的主要器官形成，这时是胎儿发育最关键的时期，也是容易受到损害的时期。而早孕反应会促使怀孕的母亲远离危险的活动，避免过度劳累，从而为胚胎的发育提供一个舒适、安全的环境。

需要提醒的是，在实际生活中，各种环境因素所导致的出生缺陷比例很小，只有不到 10% 的出生缺陷是环境或疾病造成的，大多数的出生缺陷（约65%）找不出明确原因。因此，孕妇在孕期注意个人和环境的安全是必需的，但也不必弄得草木皆兵，紧张压抑的情绪可能给胎儿造成更大的伤害。

第五章　新生儿的神经心理发育

　　漫长的 9 个月过去了，小生命终于决定离开母亲温暖、舒适的子宫，去看看外面的世界。经历了艰难的出生之旅，一个独特的、崭新的婴儿呱呱坠地。它准备好应对这个复杂多变的环境了吗？

第一节　新生儿的脑发育特点

一　脑的形态结构

　　个体的脑从胚胎时期开始发育，出生时脑的大体形态已与成人无显著差别，只是成熟度较低，沟回较浅。

（一）神经元的发育

　　一个新生儿所拥有的神经元数量与成人相仿，大约是 1000 亿个神经元。不同的是，与成人相比，新生儿的大脑皮质较薄，细胞分化不全，神经元的结构也非常简单，只有很少的树突和神经联结。出生后神经元的发育主要表现为，神经元体积增大，神经细胞的结构复杂化和神经纤维的伸长（见图 5 - 1）。

（二）脑重

　　脑的重量变化在一定程度上反映了大脑内部结构的发育和成熟的情况，与大脑皮质面积的发展密切

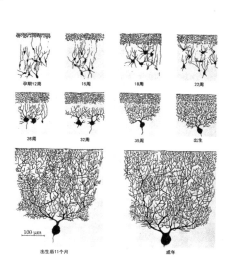

图 5 - 1　小脑普肯野细胞从怀孕第 12 周到成年期的形态和结构变化

相关。

从表 5-1 中可以看出，怀孕的第 5 个月后，胎儿脑的重量迅速上升，到出生时脑重已达 370 克左右，是成人脑重的 1/4（成人的脑重大约是 1500 克）。而同时期，新生儿的体重（约 3 千克）却只有成人体重的 1/20。由此可见，脑的发育对个体适应生存环境具有更重要的意义。

表 5-1	脑的重量与年龄
胎儿月龄	脑重（克）
2 个月	3
3 个月	12
5 个月	51
7 个月	138
9 个月	247
新生儿	372—382

（三）大脑皮层的形态发育

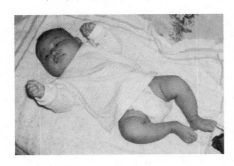

图 5-2　新生儿大脑皮层的兴奋是弥漫性的

大脑皮层细胞的分化从怀孕的第 5 个月开始，逐渐形成分层结构。皮层细胞的增生、长大和分化在妊娠末期和新生儿初期达到最高潮，以后逐渐减弱。

胎儿六七个月时，脑的基本结构就已具备，大脑皮层上出现明显的沟回。但出生时，大脑两半球尚不能正常发挥功能，大脑皮层的兴奋还处于弥漫状态。因而只要触动新生儿身体的任何部位都会引起其头、手、足等的乱动。

二　脑的机能

（一）脑电活动

尽管我们无法直接观测每一个神经细胞的成熟情况，但我们可以通过测量脑的整体电位活动间接地评估脑的结构与功能的发展。脑电的变化常被作为脑发展的一个重要指标，其中同步节律波 α 波更是个体脑成熟的一个标志。

研究证实，5 个月的胎儿已显示出脑电活动，8 个多月的胎儿则呈现出与新生儿相同的脑电图，脑电活动开始具有连续性和初步的节律性，形成睡眠和觉醒的脑电图。新生儿在睡眠或向睡眠过渡时会表现出 6 次/秒的节律波群，这种波被认为是 α 波的原型。这表明新生儿的皮质神经在一定程度上是成熟的。

（二）髓鞘化

神经系统的发育遵循着以下顺序：神经元生成—神经元迁移到适当的位置—伸出轴突和树突—形成突触—神经纤维的髓鞘化。也就是说，髓鞘化是神经发育的最后一步。因此，髓鞘化常被作为脑成熟的重要指标。

神经纤维的髓鞘化开始于胎儿期的第 5 个月。首先是脊椎的神经纤维，从颈椎区域的神经纤维开始，向尾端方向逐步髓鞘化。到妊娠后期，大部分的脊髓神经都已出现髓鞘。

新生儿出生时，脊髓和脑干区域已基本完成髓鞘化，但此时大脑皮层的大部分区域尚未开始髓鞘化。

脊髓和脑干的髓鞘化，保证了新生儿的呼吸、吞咽、循环等基本

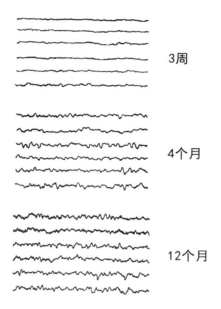

3周

4个月

12个月

说明：图为同一个婴儿不同年龄时期的清醒脑电活动记录（EEG）。图中可见，婴儿的脑电活动一年时间里变得更活跃、更复杂了。（资料来源：Hagne，1968）

图 5-3　婴儿的脑电图（EEG）

生命活动的顺利进行，同时也使得一些无条件反射活动能够出现，如觅食反射、吸吮反射、抓握反射等。这些都对新生儿的生存具有重要意义。

（三）大脑皮层与皮层下结构

皮层下结构是指大脑皮质区以下的脑组织，包括脑干、丘脑、下丘

脑、边缘系统、小脑等。

在出生时，新生儿大脑皮层的发育还不成熟，活动也较少。而皮层下结构，如脑干等，在功能上已经比较成熟。因此，新生儿绝大部分的脑活动是限制在皮层下的结构。新生儿的一些特征性反射活动，如觅食、吸吮、吞咽、惊跳、抓握等，以及对疼痛、寒冷、强光的反应等都是由皮层下结构控制的。

脑电活动的记录也显示，新生儿的脑电信号大多数来自脑干的相关活动，只有少部分来自大脑皮层。PET 扫描的结果显示，新生儿的大脑皮层只消耗极少量的葡萄糖。这说明，在生命的第一个月里，大脑皮层实际是没有作用的。

但是随着大脑皮层的成熟，一些皮层下结构控制的反射活动随即消失，婴儿的行为反应开始逐渐转由大脑皮层控制。

第二节　新生儿的感知能力

在过去，新生儿一直被认为是脆弱的、无助的小生命，还没有为适应这个世界做好准备。事实并非如此，科学家们已经发现，新生儿所拥有的能力比我们预想的好很多，如感知的能力、学习和记忆的能力、交流的能力等。这些能力的存在显示出，新生儿已经为适应新的生存环境做了很好的准备。

一　新生儿的视觉能力
（一）视觉神经的发育
视觉的发展开始于怀孕的第 4 周，此时眼睛的雏形形成。

其后的发育依次为：视网膜形成神经元和突触，皮层下的视觉区发育，然后是初级视觉皮层，最后是顶叶和颞叶的高级视觉中枢。

视觉神经髓鞘化的顺序与视觉神经元和突触形成的顺序相同：视网膜神经的髓鞘化开始于出生前的两个月，一直到出生后 7 个月左右完成；脑干视觉区域的髓鞘化开始于出生前两个月，到出生后 3 个月完成。怀孕的第 32 周左右，脑干的视觉回路建立，并开始运转，它控制着婴儿出生后头两个月的视觉活动，如眼睛的移动、跟踪物体、眨眼等。

（二）新生儿能看见什么

与成年人相比，新生儿的视力是更好还是更坏？

答案是更糟糕！因为视网膜细胞在出生时非常不成熟，而大脑的视觉区也是如此。因此与其他感觉相比，新生儿的视觉能力处于较低的水平。

新生儿的视力很差，大约只有 20/400 或 20/600。也就是说，婴儿在距离物体 20 英尺远的地方的视力，与正常成人在 400 英尺甚至 600 英尺远的地方的视力差不多（见图 5-4）。

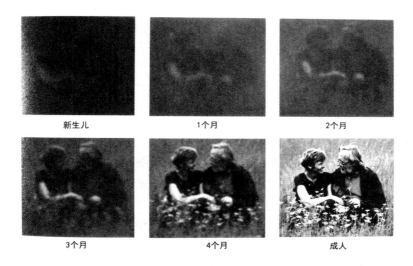

新生儿　　　　　　　1个月　　　　　　　2个月

3个月　　　　　　　4个月　　　　　　　成人

说明：图中依次是新生儿、1 个月、2 个月、3 个月、4 个月婴儿及成人眼中的世界。随着视觉皮层的发育，婴儿眼中的世界逐渐变得清晰、色彩丰富了。（资料来源：J. Pinel，2006）

图 5-4　婴儿与成人眼中不同的世界

新生儿能短时间地注视大的、缓慢移动的物体，但还不能分辨各种细节（颜色、形状等），而且他们只能看清距离脸部 30 厘米左右的东西。

与成年人不同，新生儿的边缘视觉比中央视觉要好，因此放在眼角的物体比正前方的物体更易被他们觉察。由于还没有深度知觉，所以新生儿眼中的世界是平面的。色彩也不够丰富，他们只能分辨一部分比较亮的颜色，如红色和绿色。

二 听觉

在怀孕的第 4 周，耳朵的雏形开始出现。

胎儿第 10—20 周时，所有 16000 个听觉神经元就已形成了。与其他感觉一样，听觉最初也是由脑干控制的。孕期 6 个月时，胎儿的脑已经对声音有微弱的电反应。第 27 周时，电位活动变得更加明显，这与脑干的听觉神经髓鞘化有关。

出生后的最初几天，虽然中耳内仍有液体存在，但婴儿的声觉相当良好，他们对所有类型的声音都具有反应，并且特别显示出对人类话语的偏好。

三 触觉

（一）胎儿的触觉

触觉是个体出现的非常早的一种感觉。在受精后的第 5 周半，胎儿就能感觉到对其嘴唇和鼻子的触摸，然后这种感受能力迅速扩展到身体的其他部位；在第 9 周时，胎儿对下巴、眼皮和手臂的触摸也有了反应；第 10 周，胎儿开始对腿部的触摸做出反应；第 12 周，几乎整个身体表面都对触摸有了反应，除了头的顶部和后部，这可能有益于将来胎儿顺利通过产道。

和整个神经系统的发育一样，触觉神经回路的发展也是渐进的。婴儿对触摸的最初反射只是发生在中枢神经系统的最低水平：脊髓和脑干。因此，尽管胎儿很早就能对触摸做出反应，但实际上，他们并不能像成人一样意识到自己被触摸了。严格意义上说，胎儿对触摸的反应只是一种反射活动，并不是真正的触"觉"反应。

（二）触觉神经的发育

随着触觉刺激的持续作用，胎儿脊柱内的感觉神经束开始在脑干形成"躯体感觉地图"，继而在丘脑形成"地图"。在胎儿第 20 周左右，丘脑的躯体感觉神经元开始与大脑皮层中的"靶目标"建立突触联结。当皮层的突触联结形成后，胎儿才可能产生真正的触觉。

研究发现，在怀孕的第 25 周，胎儿的大脑感觉区就能够对触摸产生电位反应。不过，此时的脑电反应很慢，而且不成熟。随着髓鞘化的进程，大脑皮层感觉区的电位活动也越来越强，越来越快。到出生前几周，胎儿躯体感觉区的脑电活动迅速发展，比视、听中枢的电位活动都成熟。脑成像的研究也显示，初级的感觉区和运动区是新生儿的大脑皮层上唯一有明显活动的区域。

（三）新生儿的触觉能力

触觉是皮肤受到机械刺激时产生的感觉，包括皮肤觉、温度觉、痛觉和本体感觉。触觉是新生儿出生时发育得最好的能力之一。

由于大脑皮层的躯体感觉区发育较早，而且胎儿在子宫内不断受到环境的触觉刺激，如羊水的活动。所以出生时，新生儿能感受到的东西要比看到、听到、尝到的多得多。在他/她还看不清周围的世界时，就已经表现出对皮肤接触的喜爱了。

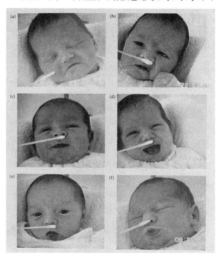

四　嗅觉和味觉

新生儿从出生开始就对气味、味道具有高度的敏感性。新生儿会对不同的嗅觉刺激做出不同的反应，尤其会对不良刺激产生躲避行为，如氨水的气味（见图 5 - 5）。

胎儿 3 个月时味觉感受器开始发育，6 个月时发育完成。新生儿的味觉已经十分敏锐，不同的刺激物可引起不同的味觉反应。当带有甜味的东西放在舌头上时，他们会发出咂嘴的声音；遇到酸味时，会紧闭嘴唇；奎宁（味苦）会让他们做出厌恶的表情；对老玉米则没有什么反应。

说明：图中的刺激物依次是：a - 0.0039% 的丁酸，b - 0.125% 的丁酸，c - 0.0078% 的丁酸，d - 配方奶粉，e - 1.25% 的香兰素，f - 配方奶粉。

图 5 - 5　出生后 3 天的新生儿对不同刺激的反应

第三节　新生儿的运动能力

一　胎儿的运动发展

胚胎 6 个星期时，就有了第一个自发活动（弓起，把身体卷成一团）。在第 8 周左右，胎儿的胳膊和腿出现分离的运动。到第 9 周时，大多数胎儿能够慢慢地伸出手触到自己的脸。到第 5 个月时，胎儿已经能够熟练地吸吮大拇指。孕早期出现的其他运动还有打嗝、伸展身体、打呵欠、吸吮、吞咽、抓握等。

在第 20 周左右，胎儿的活动数量达到高峰。之后会放慢脚步，一些自发的活动转而由更高级的中枢控制。

在第 27 周左右，一些更精细的动作出现，胎儿开始呼吸。第 28 周时，胎儿的吸吮和吞咽活动变得协调，但一直要到第 33 周左右，胎儿才能够将呼吸和吞咽整合起来，即在吞咽的时候屏住呼吸。因此，在第 33 周以前出生的早产儿不能用奶嘴喂食，必须用鼻饲管。

二　新生儿的运动能力

（一）运动神经元的发育

哺乳动物的运动技能的发展与神经系统的成熟密切相关。

人类运动神经元的髓鞘化时间依次是：

（1）脊髓中的运动神经元。髓鞘化开始得最早，孕中期开始，到出生前完成。

（2）脑干里的运动神经元。在孕后期开始髓鞘化。

（3）大脑初级运动区的髓鞘化。在出生前后开始，到婴儿两岁后完成。

（4）额叶的髓鞘化。在婴儿 6 个月的时候开始，一直到几岁以后才完成。

（二）新生儿的反射活动

受到神经系统发育的限制，人类的新生儿运动能力很差。在刚出生时，新生儿只能以反射性活动对环境做出反应。这些反射行为是对环境刺激的简单应答，是无须学习就会的反应活动，主要由脊髓和脑干控制。

在这些先天的反射活动中，一些反射与个体的生存密切相关，如吸吮反射、朝向反射，它们保证了婴儿的基本生存，即生存反射。但是有一些先天反射似乎并没有明显的生存意义（即原始反射）。例如：

巴宾斯基反射：触摸新生儿的足底，其脚趾会向上呈扇形展开。

抓握反射：用物品刺激新生儿的手心，他会马上抓紧东西不放。这种抓握的力量较大，有时甚至可以将婴儿自身悬吊起来（见图 5 - 6）。

惊跳反射（莫罗反射）：当新生儿突然失去支持，或受到大的声音刺激时，会弓背抬头，伸直双臂，然后缩回紧贴胸前，握紧拳头（见图 5 - 7）。

迈步反射：托住新生儿的两腋，让他的两脚接触平面，他会做出迈步的动作，看上去非常像动作协调的行走（见图 5 - 8）。

游泳反射：浸入水中的新生儿四肢会主动划动，并屏住呼吸。

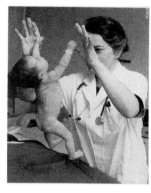 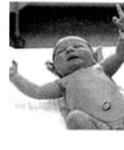 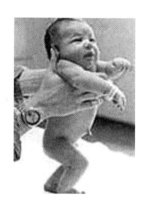

图 5 - 6　抓握反射　　　图 5 - 7　惊跳反射　　　图 5 - 8　迈步反射

事实证明，这些在进化过程中被保留下来的、看似无用的反射活动，对诊断大脑损伤很有价值。因为随着婴儿脑的发育和成熟，大脑皮层对个体活动的控制越来越强，婴儿逐渐开始进行有目的的行为，而一些新生儿特有的反射活动则逐渐消失（具体消失时间见表 5 - 2）。

表 5 - 2　　　　　　足月新生儿特有的原始反射活动及消失时间表

原始反射	消失时间
巴宾斯基反射	出生后第 8—12 个月消失
抓握反射	一般在出生后第 3—4 个月消失，被主动性的抓握所取代
惊跳反射	出生后第 4—6 个月消失
迈步反射	除非婴儿接受了特殊的行走训练，否则出生后第 8 个星期左右就消失
游泳反射	出生后第 4—6 个月消失

　　注：早产儿的原始反射可能没有或很少表现出来。但是缺失的原始反射一般出生后不久就会出现，与足月儿相比，早产儿的原始反射消失的时间也要晚一些。

如果婴儿 6 个月后，仍然存在某些新生儿的反射活动，则意味着神经系统可能有损伤或发育迟滞，需要及时询问医生以进一步确诊。

第四节　新生儿的学习和记忆

早在几千年前，古代的中国人就相信胎儿在母体内的经验会影响其以后的发展。据古书记载，周文王的母亲在怀孕期间，"目不视恶色，耳不听淫声，口不做傲言"，所以"文王生而明圣，太傅教之一而识百"。因此，中国人很早就提倡胎教，提出"子欲端正庄严，常口谈正言，身行正事"的胎教原则。

但是，胎儿真的有记忆吗？人类能够记住自己出生前的经验吗？回答是肯定的。

一　新生儿的记忆研究

来自新生儿的实验研究表明，人类的胎儿在妊娠末期已经能够接受声音和言语刺激，并将这种刺激经验保持到出生后。

在一项研究中，研究者通过耳机给刚出生两三天的婴儿呈现两段声音材料：一个是由母亲朗读的童话故事；另一个是由一个陌生女人朗读的同一个故事。实验中，婴儿可以通过吸吮一个特殊的奶嘴来控制耳机里播放的声音。结果发现，大多数的婴儿表现出更喜欢听母亲朗读的故事。

在另一项实验中，研究者要求母亲在怀孕的最后 6 个星期里，每天把同一个童话故事朗读两遍。出生后的测试发现，婴儿更喜欢听母亲朗读以前听过的那个故事，而不是另一个陌生的故事。在现实生活中，也有许多家长报告说，孕期常听的胎教音乐对哭闹的婴儿有很好的情绪安抚作用。这说明，新生的婴儿不仅能够记住出生前听过的声音（母亲的声音），而且可以记住所接受的言语刺激，尽管他们并不明白其中的含义。

二　习惯化

习惯化是一种非常简单的学习方式，指的是随着刺激的持续呈现，个体对该刺激的反应逐渐减少或不再注意该刺激的过程。习惯化反映了个体对环境的适应，是个体学习能力的早期证明。

（一）胎儿的习惯化

一些胎儿在第 23 周的时候就已经出现习惯化。在第 29 周左右，所有健康的胎儿都会有习惯化的表现。例如，让胎儿听一个大的声响。开始的时候，胎儿会有明显的惊跳反应，四肢或躯干的活动会增加。但是，如果同样的刺激每 20 秒就呈现一次，胎儿的反应就会越来越少，直至不再反应。

习惯化对胎儿的生长发育具有极其重要的意义。如果胎儿对连续出现的同一刺激物，每次都做出同样强烈的反应，就会消耗大量的生长发育所需要的营养物质，不利于胎儿的生长发育。

不过，胎儿这种学习经验的保持时间通常很短。研究表明，胎儿习惯化的保持时间可能不超过 24 小时。

（二）出生后的习惯化研究

习惯化实验是婴儿学习研究中的一个重要范畴。

以视觉的习惯化研究为例，研究者会重复呈现同一个刺激（例如，一张人脸的照片），然后记录每一次呈现时婴儿注视照片的时间（见图 5-9）。从图中可以看出，随着刺激呈现次数的增加，婴儿对同一刺激的注视时间明显减少。有意思的是，对视觉刺激的首次注视时间存在明显的年龄差异，年龄越小的婴儿对新异刺激的注视时间越长。

习惯化研究的另一个范式

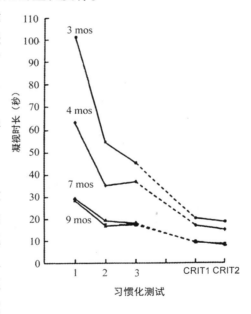

说明：图中分别记录了 3 个月、4 个月、7 个月和 9 个月婴儿对人脸图片的习惯化反应。实验中，习惯化刺激的呈现次数由婴儿自己控制，习惯化标准采用的是 50% 减损率。（资料来源：Colombo & Mitchell，1987）

图 5-9 不同月龄婴儿的视觉习惯化

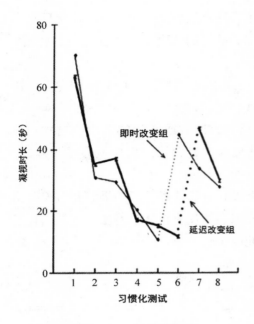

图 5 - 10　习惯化实验

（资料来源：Bornstein，1985）

以后的学习奠定了基础。

是，在婴儿对实验刺激形成习惯化后，与另一个新异刺激进行对比研究（见图 5 - 10）。从图中可以看出，一组婴儿在达到习惯化标准后，立即接受一个新异的刺激（即时改变组，图中细线所示），另一组婴儿则在达到习惯化标准后，多接受一次原有刺激，然后再接受新异的刺激（延迟改变组，图中粗线所示）。可以看出，在第五次试验时，两组婴儿都达到了习惯化。第六次试验时，即时改变组对新刺激的注视时间明显长于延迟改变组对旧刺激的注视时间。这说明，婴儿确实能够记住并分辨旧的刺激，这种经验学习的能力为婴儿

第六章 婴儿期的大脑发育

婴儿期是指个体从出生到 3 岁的时期，是个体大脑发育最快的时期。

第一节 脑的形态和结构发展

在婴幼儿时期，脑是发展最快的器官，它为儿童的精神发育提供了物质基础。

一 脑重

婴儿期，特别是出生后的最初两年，是大脑发育最为迅速的时期，这一点从脑的重量变化上就可以看出。

婴儿出生时的脑重为 370 克左右，约是成人脑重的 1/4。6 个月时，婴儿的脑重约为出生时的 2 倍，达到 700 — 800 克；1 岁时达到 900 克左右；2 岁时的脑重大约是出生时的 3 倍（900—1000 克）；3 岁婴儿的脑重已达到 1124 克。此后缓慢增长，10 岁时约 1344 克，16 岁时约 1358 克，到 20 岁左右停止增长（见表 6 – 1）。

表 6 – 1   脑的重量与年龄

年龄	脑重（克）
新生儿	372—382
1 岁	908
3 岁	1124
5 岁	1242
10 岁	1344
16 岁	1358

二 头围

头围是与脑的发育密切相关的另一项重要指标，也是判断婴儿脑损伤的一个重要监测指标。

一般来说，足月儿的平均头围是34厘米，出生后前半年增加8—10厘米，即6个月时达42—44厘米，1岁时为46厘米，2岁时达48厘米，5岁时为50厘米，15岁时已接近成人的头围，约54—58厘米。

如果新生儿的头围不足32厘米或3岁后仍小于45厘米，就称为"小头畸形"，其大脑发育可能存在严重问题；如果新生儿的头围过大，超过37厘米，又称"巨头畸形"，表明婴儿可能患有脑积水或区脑畸形等脑部病变，需要尽快检查治疗。当然，有个别婴儿的头围过大或过小纯粹是由体重过大或过小引起，并不存在其他病因。

表6-2   婴儿身高、体重及头围的变化

年龄	身高	体重	头围
出生时	30	5.7	63
1岁	44	16.3	83—84
3岁	57	24	90

注：表中数字是指相对于成人的百分数。例如，1岁时的体重是成人的16.3%。

（资料来源：宛恩伯编著：《小儿营养与大脑发育》，1992）

由于在胎儿期及婴儿期脑的发育非常迅速，因此，婴儿的头显得比身体的其他部位大得多。从表6-2中也可以看出，婴儿出生时的头围就已经是成人的63%，而体重只有成人的5.7%；三年以后，头围已经达到成人的90%，而身高只有成人的57%，体重才是成人的24%。

头脑的迅速发育对人类个体的发展来说具有积极的意义，为个体尽快适应生存环境、学习掌握新技能提供了重要的神经基础。

三 大脑皮质的发育

（一）皮层细胞的发育

婴儿大脑重量的增加不是神经细胞大量增殖的结果，主要是神经细胞结构的复杂化和神经纤维的伸长。

婴儿出生后，在营养和环境刺激的作用下，神经细胞的树突和突触数量激增。在生命的第一个月，突触的数量会由出生时的 50 万亿个增加到 1000 万亿个，增长了 20 倍。

神经元体积的增大和其他结构（如神经胶质细胞等）的增生，使得婴儿的大脑皮层不断增厚。同时神经纤维开始从不同方向越来越多地深入到皮层各层，神经元之间的联系越来越丰富，神经回路也更加复杂（见图 6-1）。

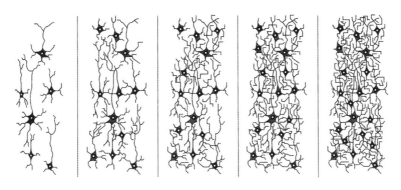

说明：从左至右依次是：初生，出生 1 个月，3 个月，15 个月，24 个月。

图 6-1 婴儿期神经元的形态和结构变化

（二）神经纤维的髓鞘化

神经纤维的髓鞘化保证了神经兴奋沿一定路线迅速传导，使神经的传导通路更趋迅速和功能完善。

出生后，婴儿神经系统的髓鞘化基本遵循了"从外周向中枢，从皮层下结构向皮层，从脑后部向前"的发展规律（见图 6-2）。也就是说，外周神经系统的髓鞘化先于中枢神经系统，皮层下结构的髓鞘化先于大脑皮层，大脑皮层上枕叶的髓鞘化先于额叶。

磁共振图像显示，出生 1 个月的新生儿的脑干及丘脑区，已能够观察到神经的髓鞘化；出生后 2—4 个月，皮层下结构进一步髓鞘化；出生后 7—12 个月，胼胝体从后部开始髓鞘化，逐渐向前发展，在 T1 的加权像上已能清楚地分辨皮层区的灰质与白质。出生 1 年后，婴儿胼胝体的前部也已髓鞘化，皮层的灰质与白质已界限分明。到 2 岁，婴儿脑组织的磁共振影像已接近成年人，髓鞘已从皮层下结构扩延至大脑

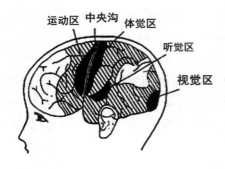

说明：图中黑色区域最早完成髓鞘化，斜线区域其次，白色区域最迟。

图6-2 皮层髓鞘化的先后顺序

皮层。

在整个神经系统中，大脑皮层的髓鞘化开始得最晚，持续的时间最长。在大脑皮层的髓鞘化过程中，感觉神经系统及运动神经系统的髓鞘化开始较早，顶叶、颞叶、额叶的高级联合区，完成髓鞘化的时间则非常晚，要到20岁左右。这些脑区主要负责人类最复杂的心理活动——语言、注意、判断、计划、情绪和推理，这就意味着人类要用很长的时间才能达到思维的真正成熟。

大脑皮层的髓鞘化完成，意味着大脑已发育完全。个体的脑重和头围将不再有明显的增长，各种心理机能基本成熟。

（三）脑结构的发育

在婴儿的脑中，发育速度最快的区域是脑干和中脑。它们控制着先天性反射和呼吸、消化、排泄等主要生物机能，保障了婴儿的基本生存。

在大脑皮层上，感知运动区的发育则比其他区域要早。脑电研究的结果发现，婴儿出生时，其大脑皮层的投射区就已经能够记录到对各种感觉运动刺激的诱发电反应，其中最成熟的是运动分析器投射的反应，已与成人相似。视觉投射区的诱发电位则与成人有很大区别，常表现为正负波动，被认为是诱发电位早成分的表现。

到3岁时，婴儿的脑及其各部分的相对大小和比例，已基本类似于成人大脑，白质已基本髓鞘化，与灰质明显分开，大脑的皮质细胞大致分化完成。婴儿的反射性动作将越来越少，高级智力活动进一步发展。

第二节 脑的机能发展

人脑的结构和机能是统一的，结构决定机能，机能也影响结构。婴儿大脑的形态发展直接影响、制约其机能的发展，决定其心理发展的速度。

一　脑电活动的变化

出生后的第一个月，婴儿的脑电活动是不规则的。低至中等波幅（20—50μV）杂乱，基线漂移，对光缺乏反应，不易区分睡眠与觉醒状态，有时可见低波幅睡眠纺锤波。

出生后 1 年内，婴儿脑电活动的节律性明显提高。慢波频率渐增，节律开始向枕部发展。3 个月左右婴儿的脑电活动以 4—5 次/秒 θ 波为主；6 个月时，大脑枕部电位活动的节律明显，逐渐对称；1 岁时节律波的频率达到 5—7 次/秒，波幅增高，枕部 θ 波对光刺激产生反应。

1—3 岁期间，婴儿的脑电活动逐渐成熟，表现出规律的、高振幅的脑电活动模式（见图 6-3）。在安静觉醒状态下，脑电图上的主要节

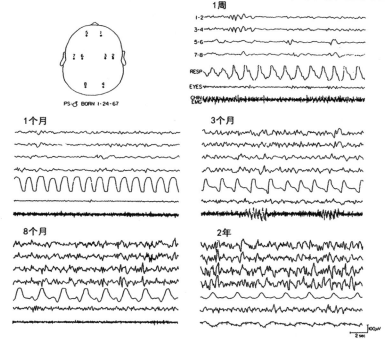

说明：此图记录了一个婴儿出生两年内五个阶段的脑电活动情况。每个记录中，前四条线是脑电流图（EEG），第五条线记录的是呼吸，第六条线记录的是眼动，第七条记录的是肌肉活动情况（EMG）。从图中可以看出，新生儿的脑电活动有振幅低、不规则的特点，两岁婴儿的脑电图则表现出有规律的、高振幅的特点。（资料来源：Sterman & Hoppenbrouwers，1971）

图 6-3　0—2 岁婴儿的脑电

律的频率有较大提高（达到 7—8 次/秒），脑电图的性质也复杂化，前中央部位出现高振幅缓慢波，β 波增加，对声音和光刺激有抑制反应。

二　大脑皮层机能的发展

大脑皮层是高级心理活动产生的基础，它的成熟水平直接影响着个体的心理发展水平。婴儿期皮层机能的发展主要表现在条件反射的建立与内抑制的发展上。

（一）条件反射建立

随着皮层神经元树突的生长、突触数量的增加及神经纤维的髓鞘化，大脑皮层的机能不断地完善。原来由皮层下结构支配的无条件反射活动，如吸吮、吞咽等，开始转变为大脑皮层控制的条件反射。

最初，由于大脑皮层的发育不全，单个刺激的力量往往不足以建立条件反射，故此时的条件反射多是由复合刺激引起的。目前比较一致的观点认为，婴儿形成的第一个条件反射是对哺乳姿势的应答反应，即被母亲抱起时，出现吸吮运动。正常的婴儿在出生 9—14 天，会出现这一条件反射。

之后，随着皮层感知区域的发展，婴儿开始形成对单一刺激的条件反射。一般来说，婴儿对听觉刺激形成条件反射的时间较早，对视觉刺激和触觉刺激的条件反射出现较晚。

出生后两个月左右，婴儿逐渐形成对视觉、听觉、味觉等刺激的条件反射。3—4 个月时，婴儿开始能形成兴奋性和抑制性条件反射。到 5 个月左右，婴儿已能够对大多数的感觉刺激形成条件反射。

不过，由于婴儿大脑皮层的发育还不完善，因此婴儿早期建立条件反射的速度通常较慢，而且不稳固。另外，由于在整个婴儿期，大脑皮层的髓鞘化还没有完成，缺少了髓鞘的隔离，外界刺激所引起的神经冲动传导到大脑皮层时，可能引起邻近区域的兴奋，导致在大脑皮层内无法形成一个明确的兴奋灶。因此，一般而言，婴儿对外来刺激的反应速度都较慢，并且容易泛化。

（二）内抑制的发展

婴儿皮层机能的发展还表现在抑制机能的发展上。皮层抑制机能，特别是内抑制的发展，是儿童认识外界事物、调节控制自己行为的基础。

内抑制是指个体根据环境条件的变化，主动调节自己的应对方式，放弃、改变原有的条件反射活动，或建立新的条件反射的过程。具体包括有：（1）消退抑制，即在不再受到强化的情况下，放弃已经习得的反射行为；（2）分化抑制，即精确分辨刺激物之间的差异，并有针对性地做出不同反应；（3）延缓抑制，即在刺激物出现后并不立即做出反应，而是间隔一段时间后才有相应的肌肉或腺体的活动。

内抑制的发展极大地提高了个体适应环境变化的能力。婴儿期最早出现的是分化抑制。大约是在第一个月的后期，婴儿就可以分辨糖水和白开水；三四个月的婴儿可以区分绿色和红色的光。出生两个月后，可以看到明显的消退抑制，然后是条件性抑制。延缓抑制出现得最晚，要到婴儿 5 个月时才开始出现。

第七章 婴儿期的感知和运动发展

第一节 婴儿的感知能力

感觉和知觉是婴儿认识的开端，也是所有更复杂、更高级的心理活动的基础。

一 视觉

（一）视觉神经的发育

孕期的第 14—28 周，在大脑皮层的初级视觉区，全部的视觉神经元（大约 10 亿个）已经形成；第 5 个月时，胎儿大脑皮层的初级视觉区开始形成突触。在出生后的 2—8 个月，婴儿视觉皮层的突触数量激增，婴儿的视觉能力随之迅速发育。

在出生后 8 个月左右，初级视觉区的突触密度达到顶峰。在两岁左右，初级视觉区的突触数量开始缓慢下降（见图 7-1）。这个减少过程一直持续到儿童晚期，其间大约 40% 的视觉皮层突触会消失，但是被保留下来的神经回路则变得更加高效。

从皮层的容积来看，人类大脑的发育也表现出类似的趋势。下图（见图 7-2）显示，5 个月—5 岁婴幼儿的视觉皮层的容积明显大于成年人（$p < 0.05$）。

（二）视觉能力的发展

1. 婴儿的视觉能力

出生一个月后，婴儿的眼睛就可以随物体移动约 90°（左右各 45°），但跟随时间不持久。3 个月时，双眼可随物移动 180°（左右各 90°），并可注视自己的手。6 个月时，所有基本的视觉能力已经出现，

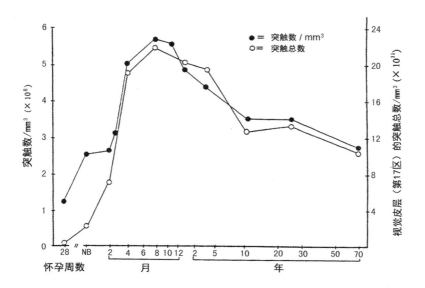

图 7-1　人类视觉皮层（第 17 区）的突触密度和数量随年龄变化

（资料来源：P. R. Huttenlocher, 1990）

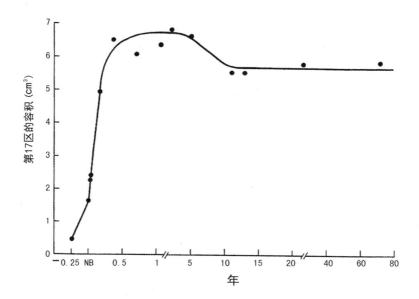

图 7-2　大脑视觉皮层的容积随年龄变化

（资料来源：Huttenlocher, 2002）

111

如颜色视觉、深度视觉等，眼球的运动也控制得很好，双眼可随意转动至注视物体的固定点。

表7－1　　　　　　　　　　　婴儿的视觉能力

年龄	发展特征
新生儿	短暂的原始注视，能在约20cm处调节视力和两眼协调
1 个月	开始出现头眼协调，跟随水平面上移动的物体在90度内转动
3 个月	头眼协调好，双眼可随物移动180°，能看见8mm大小的物体
4 个月	出现双眼视觉
6 个月	目光随在水平及垂直方向移动的物体在90度内转动，并改变体位以协调视觉
9 个月	较长时间地看3—3.5m内的人物活动
1.5 岁	注意悬挂在3m处的小玩具
2 岁	区别垂直线与横线，目光跟随落地的物体
5 岁	区别斜线、垂直线、水平线

同时，婴儿的视线也逐渐变得清晰起来，6个月婴儿的视力已达到20/100。1岁时，婴儿的视觉能力已经发展得几乎和成人一样好，他们已经能够看到一个三维的、彩色斑斓的世界。3岁时，婴儿的视力达到20/20，与成人一样。

除了颜色视觉和视敏度的发展外，视觉发展的另一个体现是立体视觉。

学者们通常利用"视觉悬崖"实验来研究婴儿对深度的感知能力（见图7－3）。结果发现，6个月以上的婴儿会明显表现出对"视崖"的恐惧，他们会拒绝从"视崖"上爬过去，即使母亲在另一边呼唤也不行。说明这些婴儿已经能够觉察到有深度，并感到害怕。

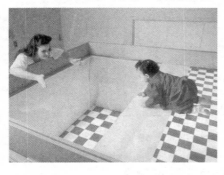

图7－3　吉布森和沃克所发明的"视觉悬崖"

进一步研究还发现，将2—3个月的婴儿放在"视崖"的一边，他们心跳的速率会减慢。说明他们已经能够感知到物体的深度，并对此感到好奇。这意味着，婴儿的立体知觉出现得比我们想象得要早。

2. 婴儿的视觉偏好

尽管在生命的早期，婴儿看到的世界是模糊不清的，但他们还是显示出一些视觉刺激的偏好。

在一项研究中，研究者给婴儿呈现了 6 个复杂程度不同的圆形图案：依次是人脸、圆圈、新闻用纸和三个不同颜色的圆形。结果发现，婴儿不仅能够分辨不同的图案，而且对人脸图案有着特别的偏好，他们会花更多的时间注视人脸图形（见图 7 - 4）。

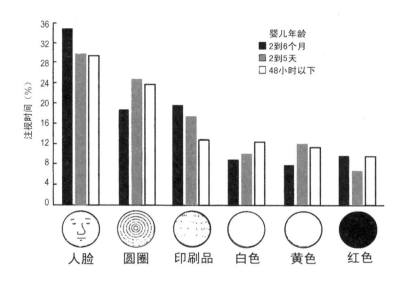

图 7 - 4　婴儿观看 6 个圆形视觉刺激的时间

（资料来源：Fantz，1963）

3. 婴儿的早期经验与视觉发展

婴儿视力的发展非常依赖于早期经验。在生命的最初几年，如果缺少适宜的视觉刺激，将会导致视觉发育迟缓，甚至终生障碍。

在一项研究中，研究者发现双眼天生白内障的婴儿在视觉发育上会出现明显的迟缓现象，甚至在大约 8 个月的时候，通过外科手术切除了白内障的婴儿也是。另外，这些早期视力缺失的儿童还会表现出更强烈、更消极的情感反应。

另一个研究则报告了一位先天失明的老人在恢复视力后所面临的困

境。这位老人在他生命的前 52 年，一直生活在黑暗当中，他从未见过这个世界是什么样子。但他对生活适应得很好，他不仅可以将手搭在朋友的肩膀上，骑车在乡村的道路上行走，而且能够用工具制造一些物品。在 52 岁的时候，他做了角膜移植手术，恢复了视力。他很快学会了辨别以往那些熟悉的事物，但是一直没能学会如何判断深度和速度，他甚至认为自己可以从三楼的窗台一下迈到平地。最后，他变得忧郁、退缩，不敢出门。这个案例再次证明了，视觉能力的形成存在关键期，一旦错过，某些视觉能力就无法形成（视觉关键期的细节见"可塑性"一章）。

专栏：婴儿的强迫性注视

在婴儿出生时，脑干的视觉回路基本建立，并控制着婴儿出生后头两个月的视觉活动：如眼睛的移动、跟踪物体、眨眼等。大约两个月后，大脑皮层开始代替皮层下结构控制婴儿的视觉活动。

由于皮层中枢对视觉控制的第一个表现就是，阻止婴儿将眼睛习惯性地移动到视野边缘。因此，在皮层的视觉中枢实施控制职能的初期，婴儿会出现一种特殊的视觉活动：强迫性注视，即婴儿会长时间地盯着一个物体看，有时长达半个小时。当婴儿出现这种现象时，除非你将头转开，否则这个两个月大的婴儿只好一直和你"含情脉脉"地对视下去。

有意思的是，婴儿的这种强迫性注视常常能促进与成人之间的情感联系。很多父母在发现他/她的小婴儿一直这样专注地看着自己时，内心会有一种激动和喜悦，"看哪，她在看我，她认得我！她喜欢我！"这种认知会促使父母对这个孩子倾注更多的情感。

二 听觉

听觉是婴儿出生时就已经发育得很好的一种感觉。

两个月的婴儿已经能区别笛声和铃声，同时眼与耳的功能初步建立协调。3 个月时，婴儿对声音有定向反应，4 个月时则可以将头转向声音的方向。

动物实验表明，大的噪声会损害听觉细胞，导致一定程度的听力丧失。对人类而言，对噪声危害最敏感的时期是胎儿6个月到出生后的几个月内。因此，为了保护胎儿的听力，孕妇最好不要经常暴露在85分贝以上的环境中，将耳机紧贴在肚子上进行胎教，或者将录音机的音量开到很大的做法都是危险的。

表 7－2　　　　　　　　　　　**各种声音的分贝表**

分贝数	声音的类型
0	人类的听觉阈限
20	窃窃私语
40	日常家居活动
60	正常谈话的声音
80	交通堵塞，电话铃声
100	地铁，割草机
120	雷声
140	距离头顶100英尺的喷气式飞机（危险，有疼痛感）

另外，早产儿由于在听觉敏感期缺少母体的保护，常常被暴露在60—80分贝（谈话声—电话铃声）的环境之中，很容易因噪音导致听力问题。因此，早产儿的早期生活环境需要尽可能保持安静，育儿箱发出的噪音最好在45分贝以下。

三　触觉

（一）婴儿的触觉发展

触觉是个体出生时发育得最好的能力之一，但远没有成熟。

婴儿出生后6个月，脊髓的感觉神经元才能完成髓鞘化；大约1岁以后，由丘脑进入大脑皮层的神经元的髓鞘化才能完成，此时的婴儿处理触觉信息的速度是刚出生时的4倍。6岁左右，大脑处理触觉信息的速度再次加倍，几乎达到成人的水平。

与此同时，大脑处理触觉信息的准确性也提高了。

婴儿早期，身体各部分在大脑皮层的感觉投射区是交叠的，混乱的，因此年幼的婴儿很难准确地指出身体被触摸或感到疼痛的部位的。随着髓鞘化的进程和触觉经验的增加，各区域的划分越来越精确。在婴儿后期，婴儿已能够准确地指出身体上被接触的部位。

（二）身体不同部位的触觉发展

1. 婴儿的嘴

婴儿的嘴是最早变得敏感的区域。

与小婴儿有过接触的人都会对一件事印象深刻：无论是什么东西，婴儿都会将它放进嘴里。

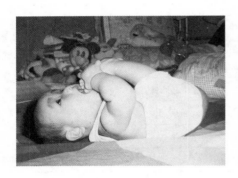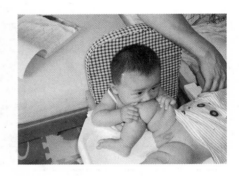

图7-5 这个小婴儿对自己与他人的身体一样有探索的兴趣

婴儿通过嘴的探索所能达到的认知程度令人惊异。在一项研究中，研究者发现，一个月左右的婴儿甚至能够用眼睛认出他/她曾经只用嘴探索过的物体。实验中，研究者让婴儿吸吮两种安抚奶嘴中的一个，一个表面平滑，另一个表面有很多突起。但不让婴儿看到所吸吮的奶嘴，然后呈现这两个奶嘴的放大图。结果发现，婴儿更喜欢看自己曾经吸吮过的那种奶嘴，而不是没有感觉过的那个。这说明，婴儿不仅能够用嘴探索不同的形状，而且能在头脑中形成该物品的形象，实现从触觉到视觉的跨越。

因此，在保证了洁净、安全的情况下，成人不应该过多限制婴儿用嘴进行的探索，那是他们认识世界的重要方式。

幼小的婴儿常常通过嘴部的探索来了解物体的各种物理属性，如软硬、冷热、粗糙与平滑、外形等。

2. 婴儿的手

与嘴和面部相比，婴儿的手就没有这么敏感了。

刚出生的婴儿不能用手来区分物体。大约 10 周后，他们才能用手分辨不同的形状；6 个月左右，婴儿开始能够用手分辨不同的质地；一直要到 1.5 岁以后，婴儿才能用手分辨细节有差异的物体，如一个正方体和一个上面开了一个槽的正方体。

5 岁时，婴儿的脸部仍然比手更敏感。

（三）触觉刺激对个体发展的意义

现在的研究认为，婴儿早期触摸和被触摸的经历对个体未来的发展很重要。它们不仅影响着婴儿的触觉敏锐性、动作技能的发展和对物质世界的理解，而且影响婴儿身体和情绪的健康。

一个经典的实验：哈罗在威斯康星大学的实验首次揭示了身体接触在个体心理发展中的关键作用。实验中，哈罗让小猴子和两个"替身妈妈"一起生活。其中一个是"钢丝妈妈"，它的胸前有一个奶瓶，可以给小猴子提供食物；另一个是裹着绒毯的"布妈妈"，它不能提供食物，但是有着柔软的触感。实验发现，尽管小猴子在饥饿的时候，也会到"钢丝妈妈"那儿去吃奶，但是它们与"布妈妈"待在一起的时间更多。在一天的大部分时间里，小猴子会紧紧抱着"布妈妈"，依附在它的胸前（见图 7 - 6）。哈罗的研究表明：是实际的身体接触在安抚这些小猴子，将它们与母亲联系在一起，而不是喂养活动。

另一项研究也证明了这一点。在母猴不在的情况下，生活在一起的小猴子们会花很多的时间相互触摸、拥抱。尽管与母猴抚养的小猴子相比，这些"同伴抚养"（peer-reared）的小猴子更容易受到惊吓，但它们还是比那些独自生活、与其他猴子没有身体接触的小猴子发育得好。

一些研究还发现，刚出生的小白鼠，如果每天都被按摩一会儿，那么它们一生都会表现出各种激素

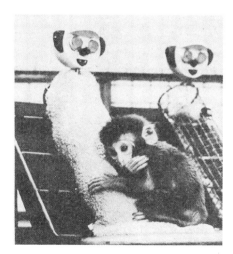

图 7 - 6　哈罗实验

和行为水平的优势。例如，对新异的环境更少害怕，大脑中一种减少焦虑的神经递质的受体会更多，老了以后它们的海马区域退化程度更小，认知学习的成绩也更好。进一步研究还发现，这些小鼠的压力反应调节系统更优越。它们的应激激素水平与一般小鼠相似，但血液中的皮质醇水平较低，因此它们能够更快地恢复到正常状态。不过，对小鼠而言，按摩作用的关键期是出生后 10 天以内，之后按摩的效果并不明显。

事实上，在每一种哺乳动物中，我们都能发现身体接触对生长发育的重要意义。例如，猫、狗、羊、马等动物。在这些小动物出生后的几分钟到几个小时内，母亲会用舌头舔遍它全身的每一个角落，没有被母亲舔过的小动物常常会死去。如果用外力轻轻地擦拭来代替母亲的舔吻，也能够提高这些小动物的健康水平。

人类的研究也证明，与母亲同行同睡，可以有效地减少 1—3 个月的婴儿的哭闹。美国的一项研究发现，父母的拥抱、抚摸对早产儿的发育有益。在早产儿出生后，连续进行按摩，每天 3 次，每次 15 分钟。结果显示，接受按摩的婴儿觉醒、睡眠节律更好，反应更灵敏，体重增加幅度是没有接受按摩的婴儿的 1.5 倍。8—12 个月以后，这些婴儿的体重增长、运动及精神发育方面都比对照组婴儿有显著优势。

综上所述，有一点很清楚：孩子们渴望抚摸和身体的接触，特别是在生命的最初几个月，背、抱、轻拍、按摩等都很重要。

专栏：婴儿抚触

婴儿抚触（touch），或称按摩，是指通过有系统、有规律地按摩婴儿的全身肌肤，来促进儿童发育的一种方法。这种方法最早源于南亚地区。那里的女性在婴儿的日常护理中，常常会对婴儿进行全身的按摩。之后，这种护理方式传入欧美国家，是目前许多国家的育儿专家所提倡的一种全新的婴儿护理概念。1995 年，美国强生公司将婴儿抚触的护理概念引入我国，得到了许多中国家长和医护人员的认可。

婴儿抚触的具体手法在不同地区不完全相同，但基本的按摩程序是一样的：先从头部开始，接着是脸、胸部、腹部、手臂和手、腿和脚，最后是背部，每个部位需按摩 2—3 遍。身体上较小的区域用指尖，比较大的部位用手指、掌心或整个手掌。开始时动作要轻，然后适当增加压力。

　　抚触的时间最好是在婴儿吃饱后1—2小时清醒时为佳。这样可以避免吃饱后易吐，而饥饿或想睡时注意力又无法集中，易烦躁。在抚触的过程中，还应当注意和婴儿之间目光和语言的交流，而且要确保房间里温暖、宁静，可以播放一些轻柔的音乐来营造气氛。

　　已有的研究发现，抚触可以增强婴儿的免疫力和应激力，增进食物的消化和吸收，减少应激引起的紧张和哭闹，促进睡眠，甚至改善和预防许多心理健康方面的问题，如孤独症、发育迟缓等。那么，为什么按摩婴儿的全身皮肤可以促进其身心发展呢？

　　我们知道，触觉是皮肤受到机械刺激时产生的感受。无论是婴儿，还是新生儿其全身的皮肤都有灵敏的触觉。

　　当外界刺激通过皮肤的触觉及压力感受器传到大脑，一方面会引起副交感神经系统兴奋，胃肠激素及生长激素分泌增多，氨酸脱羧酶（反应细胞生长分化的敏感酶）活性增强，从而促进婴儿的生长发育。另一方面，也会引起下丘脑—垂体系统的活动，刺激血液中甲状腺素和三碘甲状腺原氨酸水平升高，进而使血清5—羟色胺升高，降低压力激素的水平，减轻小儿的焦虑和紧张；同时亦能加强婴儿的自然杀伤细胞活性，增强机体免疫力。

　　另外，人是一种社会性的动物。除了生物性的需要外，更有感情上的需求（如被爱与关怀），以及社会需要（如交往）。在婴儿尚无语言交流能力的情况下，通过肌肤接触以及抚触过程中的目光接触进行感情交流，就显得尤为重要。它不仅能够满足婴儿的情感需求，而且有助于母婴双方依恋情感的建立。

第二节　婴儿的动作发展

随着神经系统的成熟和学习经验的作用，婴儿的运动从新生儿期的反射性活动逐渐转变为较精细的、随意的活动。

婴儿运动技能的发展遵循着以下规律：

（1）由近及远。即从中央向外周的发展：婴儿先能控制头、颈部的肌肉，然后是躯干和手，与神经系统的髓鞘化进程一致。这是因为人类头颈部的肌肉主要由脑干中的运动神经元控制，髓鞘化比较早；躯干和手的活动主要由皮层运动区控制，髓鞘化比较晚。

（2）由上至下。在初级运动区，神经发育的特点是从下到上，先是控制面部肌肉的神经突触形成，并髓鞘化；然后是控制胳膊和上身的神经，最后是控制腿部的神经。因此，婴儿动作的发展也是同样的顺序：先能控制头、脸部的活动，如笑、张嘴、吸吮等；然后是手臂的活动，如够东西、抓握等；最后是下肢的活动，如爬、行走。

一 大运动的发展

大运动是指将身体（或身体的一部分）从一处移至另一处的活动，包括身体姿态和定向活动。大运动的完成需要躯干和四肢大肌肉协作。婴儿大运动出现的顺序是，控制头（抬头、立头）→滚（翻身）→坐→爬→站→走→跳。

- 抬头

初生时，婴儿的颈肌无力，仰卧时颈后与床面接触。如果扶两肩坐起，在躯干接近坐位时，新生儿的头能竖直3—5秒，然后下垂。两个月时，婴儿能在被扶起的过程中间歇地、勉强地仰头。3个半月左右，拉坐时婴儿的头不滞后；4个月时，颈与躯干能维持在同一个平面上，并在坐位时能抬头稳定。

- 坐

新生儿的腰肌无力，扶坐时从颈至腰会弯成半圆形；3—4个月的婴儿坐时腰成弧形；5个月时，靠垫坐时能直腰；6个半月左右，婴儿可以不用支持地坐着；9个月时能自己坐下（见图7-7）。

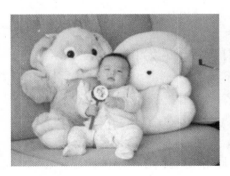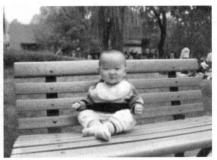

说明：同一个婴儿5个月（左图）和10个月（右图）的照片。5个月时还不能独坐，需要依靠物体支撑；10个月时就可以坐得很稳了。

图 7-7 同一个婴儿在不同年龄的坐姿

- 爬

新生儿在俯卧位时有匍匐性的动作；两个月的婴儿在俯卧时能交替踢腿；3—4 个月，婴儿能够用肘支撑身躯数分钟；7—9 个月的婴儿可以用双臂支撑胸腹离开床面，部分婴儿开始在原处团团转动；10 个月左右，婴儿能用上肢拖着身体爬；约周岁时能用手与膝爬。

学会爬不仅有助于婴儿的胸、臂发育和感知运动协调能力的发展，而且使得婴儿首次能够自由移动到想去的地方，扩大了婴儿探索的环境范围，有利于婴儿认知能力的发展。因此，一些育儿专家主张，父母应当关注并有意识地引导婴儿学习爬行。

不过，由于爬受到室内空间及气候制约，很多小孩在学会走路之前没有经过爬的阶段，因此也有很多学者认为，爬不能作为评价小儿运动发育的一个标准。

- 站立和行走

新生儿即有行走反射，但很快就随着神经系统的发育消失了；8 个月时婴儿的背、髋、腿能伸直，搀扶着能站立片刻；9 个月时，能够拉着东西从坐位站起；12 个月左右，婴儿能够平稳地独自站立，此时可能开始学走路。大多数婴儿在 13—15 个月学会独立行走。

- 跳

两岁左右，婴儿能够并足原地跳跃；2.5—3.5 岁，可以独脚向前跳 1—3 步；5 岁能跳 8—10 步。

表 7 - 3　三岁前儿童全身动作发展顺序（以 70% 儿童通过为标准）

顺序	动作项目名称	年龄（月）	顺序	动作项目名称	年龄（月）
1	稍微抬头	2.1	25	自蹲自如	16.5
2	头转动自如	2.6	26	独走自如	16.9
3	抬头及肩	3.7	27	扶物过障碍棒	19.4
4	翻身一半	4.3	28	能跑不稳	20.5
5	扶坐竖直	4.7	29	双手扶栏上楼	23.0
6	手肘支床胸离床面	4.8	30	双手扶栏下楼	23.2
7	仰卧翻身	5.5	31	扶双手双脚稍微跳起	23.7
8	独坐前倾	5.8	32	扶一手双脚稍微跳起	24.2
9	扶腋下站	6.1	33	独自双脚稍微跳起	25.4

续表

顺序	动作项目名称	年龄（月）	顺序	动作项目名称	年龄（月）
10	独坐片刻	6.6	34	能跑	25.7
11	蠕动打转	7.2	35	扶双手单足站不稳	25.8
12	扶双手站	7.2	36	一手扶栏下楼	25.8
13	俯卧翻身	7.3	37	独自过障碍棒	26.0
14	独坐自如	7.3	38	一手扶栏上楼	26.2
15	给助力爬	8.1	39	扶双手双脚跳好	26.7
16	从卧位坐起	9.3	40	扶一手单足站不稳	26.9
17	独自能爬	9.4	41	扶一手双脚跳好	29.2
18	扶一手站	10.0	42	扶双手单足站好	29.3
19	扶双手走	10.1	43	独自双脚跳好	30.5
20	扶物能蹲	11.2	44	扶双手单脚跳稍微跳起	30.6
21	扶一手走	11.3	45	手臂举起有抛掷姿势的抛掷	30.9
22	独站片刻	12.4	46	扶一手单足站好	32.3
23	独站自如	15.4	47	独自单足站不稳	34.1
24	独走几步	15.6	48	扶一手单脚跳稍微跳起	34.3

（资料来源：李惠桐等，1980）

专栏：学步车能促进孩子学走路吗？

当过父母的人都知道，帮助婴儿学习走路的过程非常辛苦，因为需要长时间的弯腰扶持摇摇晃晃的孩子，以防摔倒。近年来，学

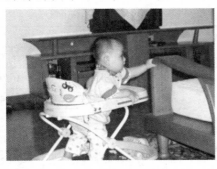

步车的出现让很多父母松了一口气：不用那么辛苦地扶着孩子走了，学步车可以代劳。因此，一些年轻的父母很早就开始让孩子使用学步车，认为这样可以锻炼腿部的肌肉，促使孩子更早学会走路。那么，学步车真的可以促进孩子学习走路吗？

图7-8　学步车能促进孩子学走路吗？

从神经生理的角度来看，答案是否定的。在一项研究中，研究

者让一组 4 个月的婴儿每天在学步车上活动一小时，结果这些婴儿并没有比不用学步车的婴儿走路更早。有研究甚至发现，那些每天使用学步车两个小时到两个半小时的婴儿比一般婴儿的走路时间还要滞后一些。为什么会这样呢？

研究者认为，这是因为独立行走能力的发展是一个多方面共同作用的结果，不仅仅是运动神经系统发育成熟和肌肉力量的问题，它还涉及婴儿的行走动机、感觉发育等多个方面。而且行走还需要等待婴儿的身体比例变得合理，即头变小，肩变宽，腿变长，这些变化使得婴儿的身体重心降低，使他们更容易维持平衡，为独立行走做好准备。总之，独立行走并不是一件容易的事，不单单是腿有劲就可以解决的。

同时，学步车还可能带来两个不利影响：（1）在使用学步车时，婴儿可以轻松地去到任何他想去的地方。这就限制了他努力发展平衡能力和其他运动能力的意愿，反而可能降低学习独立行走的动机。（2）在使用学步车时，婴儿是看不到自己的脚的。而这种视觉反馈信息在婴儿的独立行走中非常重要，可以帮助他更好地协调身体，保持平衡。

二 精细运动的发展

精细动作是指利用手臂和手的小肌肉进行的活动，主要是操作活动。

对婴儿来说，学会伸手和抓握非常重要。

首先，抓握是对大脑联合区整合功能的有效锻炼。一个准确的抓握动作的完成，需要视觉系统、躯体感觉和运动系统以及头脑中的行动意图的有效整合（见图 7-9）。

其次，抓握使得婴儿能够探索和感觉更多的外部事物，对婴儿的认知发展具有重要的意义。一旦婴儿能够抓住物体，他就可以对物体的物理属性进行探索：形状、重量、温度等。每一个动作的发展都拓展了婴儿的经验，改变了他对世界的认知印象，促进了情绪和认知的发展。

有意思的是，无论种族、文化如何，婴儿大运动和精细动作的发展都沿循着同样的固定顺序，而且一半以上的婴儿会在某个特定的时间段出现某种行为，如 6 个月时可以伸手够物、独立坐。因此，一些学者提

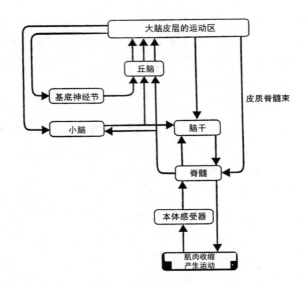

图 7 - 9　动作产生的神经回路

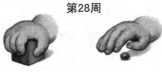

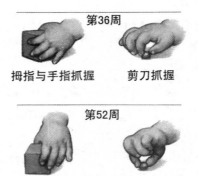

说明：六个月时，婴儿已经能够伸手够
并抓住物品，但是用整个手掌去抓，而用食指
和拇指捏拿物品则需要到 1 岁左右才行。

图 7 - 10　婴儿抓握动作的发展

124

出，婴儿动作的发展主要取决于神经系统的成熟，练习的作用是有限的（见图 7 – 11）。

不过，最近的研究却证明，文化和练习对婴儿动作发展是有影响的。研究发现，非洲和拉丁美洲婴儿的运动技能的发展要早于美国白人婴儿。其中一个重要的原因就是，这些地区的母亲通常会花费更多的时间来训练孩子的坐和走，旨在尽快培养孩子的能力以减轻母亲的照料负担；而且在这些文化中，母亲常将婴儿背负在背上劳作，这对婴儿的平衡能力和头部支撑力也是一个锻炼。但在工业化社会中，母亲因为有很多工具可以帮助其照料孩子（如婴儿车、学步车等）和完成家务，所以她们很少训练婴儿。

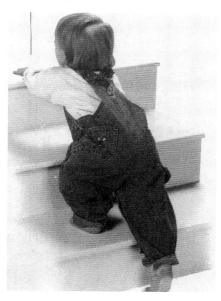

说明：在格塞尔的爬梯实验中，一对出生 48 周的孪生女婴 T 和 C，实验之前都没见过楼梯。从第 48 周开始，对 T 进行每天 10 分钟的爬楼梯训练，连续 6 周。第 53 周：对 C 开始训练，连续两周。结果发现，提前训练并未使 T 爬梯更好，在第 55 周时，T 与 C 都在 10 秒内爬完了训练用的 5 层楼梯。

图 7 – 11　婴儿爬梯

以上介绍的是婴儿感知和运动能力发展的普遍规律。不过，需要注意的是，每一个儿童都是按照他们自己的步调在成长，父母不要总是想核查孩子的成长是否落后于他人。事实上，没有一个准确的时间表可以让父母对照来看他们的孩子的发展情况。

以运动技能的发展为例，婴儿 9 个月或 15 个月会走都属正常。因为一个婴儿能够独立行走基于多种不同的能力：肌肉的力量、协调性、独自站立的能力以及最根本的想走路的意愿。只有这些条件都完备了的时候，孩子才会行走。因此，不要因为一个婴儿已经学会独立行走，就说另一个只会爬行的同龄婴儿是不正常的。动作发展稍微滞后并不意味着未来的认知能力或智力水平较低，也不表示未来就不能成为出色的篮球运动员。

　　当然，如果一个两岁的婴儿还存在以下现象：体能方面，不能独立行走而需要扶助，不能推带轮子的玩具，不能踢球；认知方面，不能听懂简单的指示或模仿简单的动作，不能垒起至少 4 个方块；言语方面，不能说两个词的句子，掌握的词少于 50 个；社会性方面，对人和玩具的反应迟钝，不会做像藏猫猫或拍拍蛋糕一类的游戏，那么他/她的发育可能是有问题的，需要去咨询医生。

第八章　婴儿的认知和情绪发展

第一节　婴儿的学习和记忆

在短短几年的时间里，婴儿能够从一个脆弱的，对这个世界无所认识的有机体，成长为一个能够独立行动的，能够用语言沟通，并掌握了多种生活技能的能动个体，这一切都要归功于婴儿学习和记忆能力的发展。

一　婴儿的记忆能力

在整个婴儿期，个体的记忆都是以无意记忆（即内隐记忆）为主。

（一）内隐记忆和外显记忆

内隐记忆是一种自动发生的，不需要意识参与的记忆，是对过去经验的无意识记忆，也称自动的、无意识记忆。尽管人们没有意识到自己有这种记忆，也没有有意识地去提取它，但它却能自动地对个体当前的活动产生影响。

外显记忆是指在意识控制下，过去经验对当前作业产生的有意识的影响，是一种有意记忆。正常成人能够意识到外显记忆的存在，能够有意识地运用一些记忆技能来提高外显记忆的效果，并能够有意识地提取外显记忆中的信息来帮助解决当前问题。外显记忆是年长儿童和成人的主要记忆形式。

（二）记忆的脑结构

内隐记忆通常以各种习惯和条件反射的形式存在，它们存储在脑的低级中枢（脊髓和脑干）。

外显记忆是由脑的高级中枢来控制的。神经科学的研究表明，在中枢神经系统中，有四个脑结构更多地涉及了长时的、有意识的记忆（见图8-1）：

（1）边缘系统中的海马。如果两半球的海马或颞叶的周围组织受损，就可能导致记忆障碍。

（2）丘脑的中部。

（3）前脑的基底部。位于丘脑的前方，藏在大脑皮层的深处，是脑内神经递质乙酰胆碱的主要生成地。而乙酰胆碱是一种提高记忆力的化学物质。

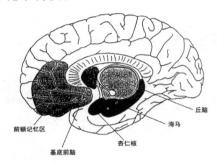

图8-1　与有意记忆有关的脑结构

（资料来源：Mishkin & Appenzeller, 1987）

（4）额叶皮层。额叶损伤会导致一种特别的失忆：病人可以回忆事件、事实和人物等，但他们不记得发生的时间和地点（事件的来源）。

就信息的存储而言，整个神经系统（包括脊髓和外周神经）应当都参与了对个体经验的保存。事实上，所有的神经元都能够根据经验来调整自己，如重塑自己的突触和树突。无论是内隐记忆还是外显记忆，最终都能以突触改变的方式存储于脑内某处。例如，运动技能（骑车）就可以通过改变运动回路的方式存储，其涉及的神经组织包括小脑、运动皮层和基底神经节。

（三）婴儿记忆的发展

婴儿出生时，记忆是自动发生的、不随意的，是一种内隐记忆；然后是外显记忆和部分依赖于大脑皮层的内隐记忆（如，母语的习得）；而那些有关事件来源的记忆，即事件发生的时间、地点的记忆，则出现得更晚，这些记忆要有赖于前额区的成熟。

新生儿记忆持续的时间很短，由脑的低级部位负责。随着基底神经节和小脑的迅速成熟，内隐记忆的内容逐渐涉及婴儿生活的各个领域，记忆保持的时间也逐渐延长。

4个月左右的时候，婴儿开始表现出对陌生人的惊惧反应。这说明他们已经能够分辨和再认熟悉的人。

8—9个月时，婴儿开始有了一些真正意义上的记忆——回忆，这是儿童记忆发展的一个里程碑。儿童第一次能找回隐藏起来的玩具，也第一次出现了分离焦虑。同时记忆的保存显示出更灵活、精细的特点。

18个月到2岁的时候，婴儿的记忆能力已显著增强，他们已经学会并记住了上百个词语。不过，此时婴儿的记忆仍是以无意记忆为主，是成人的反复"提醒"和不断实践才使他们最终记住了这些词语，他们自身对这种学习的经历却没有意识。

专栏：婴儿"失忆症"

在生活中，只有少数人能够回忆起自己两岁左右发生的事情，大多数人不能回忆自己三岁半以前的经历。事实上，在整个婴儿期和大部分的幼儿期，个体的有意记忆的能力都很差，他们很容易忘记自己所经历的事情，学过的儿歌。这就是所谓"婴儿失忆症"。

是什么原因导致婴幼儿如此差的记忆力呢？因为间隔的时间太长？

回答是否定的。因为一个70岁的老人可以比较容易地认出自己50年没有见面的同学，但仅仅时隔一年，我的女儿就已经认不出照片上的小男孩，曾是她在幼儿园小班时最好的朋友。由此可见，时间应当不是导致"婴儿失忆"的原因。

对"婴儿失忆症"的解释有两种假设：（1）存储的问题。就是说，那些早期的经历根本就没有被稳定地、有意识地存储在个体的头脑中。一些专家认为，尽管婴儿能够学习和掌握大量新的经验和技能，但由于这一时期的学习和记忆往往是自动发生的，他们对自己的学习过程没有有意的记忆，因此也无从提取；（2）提取的问题。根据弗洛伊德的观点，个体关于早年经历的记忆是存在的。不过，因为这些记忆被保存在了某个生命后期无法达到的区域——无意识领域，所以提取不出来了。

现代神经科学的研究结果比较支持第一种假设，"婴儿失忆症"的产生是因为存储的问题而非提取的问题。研究发现，人脑中有一些特定的神经回路负责保存永久记忆。但在生命的头几年，这些神经回路尚未建立，不能行使其职能，因此无法将早期的经历存入长时记忆。

来自脑损伤病人的研究也支持这一假设。在一个案例中，病人被切除了两半球颞叶的中间部分。手术后，该病人丧失了存储新的、有意记忆的能力。他可以回忆手术前的生活经历，但却无法学习或回忆近年来发生的事件。对他来说，这世界每天每小时都是一个崭新的存在，他不能回忆自己为早餐准备了什么，也不能描述数月来他一直在做的工作的细节。他可以学会一些新的技能，但却不记得自己曾经学过它们。这说明病人丧失的只是长时的、有意记忆的能力，无意记忆的能力似乎并没有受到影响。

对其他因脑损伤而导致失忆的患者的研究也显示，个体的内隐记忆（即无意记忆）似乎可以不受脑损伤的影响。研究中，先给这些病人呈现一系列单词，之后让他们从事一些分心（干扰）活动，然后再让他们将一些只有词头的单词填写完整，如"org –"。结果发现，这些病人与正常人一样，倾向于用先前看过的单词表中的词来完成填空，如"organ"说明其无意记忆的能力依然具备。另外，研究还发现，通过大量的重复和试误学习训练，这些病人甚至可以掌握一些新的认知技能，如归类、摘要。这说明失忆症患者被损伤的部位（如颞叶的内部和中部），可能主要涉及了外显记忆，对内隐记忆的影响则不大。

这些失忆病人的表现与婴儿学习和记忆的特点很相似。婴儿也可以学习各种动作、知觉和认知技能，但大多数情况下他们并没有意识到自己完成了什么，也没有关于这些经历的外显记忆。因此可以确定，导致"婴儿失忆症"的原因是神经系统尚不成熟，是脑内负责长时的、有意记忆的脑区发展比较缓慢的缘故。

一直到5—6岁，"婴儿失忆症"才会逐渐消退，儿童可以有意识地记住一些事情，并保持比较长的时间。

二　婴儿的学习能力

（一）形成条件反射

操作性条件反射的习得提供了关于婴儿学习能力的有力证据。

研究发现，婴儿能够很快地发现自己的动作（如吸吮、笑）与某种特定的奖励（如奶）或惩罚之间存在的联系，并习得某种行为方式。例如，在上文中，刚出生几天的新生儿已可以学会用吸吮的速率来控制所听到的声音刺激的内容。

在另一项实验中，研究者将一个很有趣的玩具（由几个色彩鲜艳的木块组成），悬挂在2—3个月婴儿的脸的上方，然后用一根丝带将婴儿的脚和玩具连在一起。结果发现，很快地，婴儿踢腿的动作比平时增加了2—3倍。这说明在短短的几分钟的时间里，婴儿就已经发现了自己可以通过踢腿来控制玩具的活动。

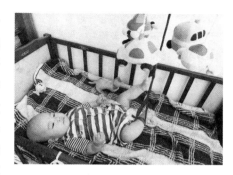

图8-2　婴儿的踢腿动作增加

进一步的研究还发现，婴儿不仅具有建立操作性条件反射的能力，而且能够将习得的反射活动保持一段时间。婴儿的年龄越大，建立条件反射的速度越快，保持的时间也越长。研究证明，2个月的婴儿已经能够学会这个条件反射，并且在2天后仍能记得这个反射活动；3个月的婴儿则可以将该反射活动保持1个星期以上。一个6个月的婴儿，即使2个星期没有见到该玩具，也会在一看到玩具时就开始踢腿，说明他（她）仍然记得所学会的反射活动。

另外，研究还发现，当把实验用的悬挂玩具换成另一种形状（如，小汽车）时，3个月的婴儿仍会做出踢腿的反应；但6个月的婴儿则不会，他们只对训练所用的悬挂玩具做出反应。这说明6个月的婴儿已经开始有分化抑制，能够对不同的刺激做出不同的反应。

（二）模仿

根据班杜拉的观点，观察学习是个体获得个人和社会技能的重要途径之一。早期的研究者曾一度认为，婴儿在出生6个月以后才能够模仿他人的行为。但在20世纪70年代以后，许多研究发现，新生儿已经能够模仿成人的许多面部表情，如吐舌头、�’嘴等。不过，此时的模仿只是对当前刺激的直接反应，当榜样离开后，新生儿就不再有模仿动作。

8—9个月的时候，婴儿开始出现延迟模仿（见图8-3）。所谓延迟模仿，是指婴儿观察过被模仿者的行为后，在未来某个时间再现该行为的能力。延迟模仿是一个重要的里程碑。它说明儿童不仅能够将自己的经验存储在头脑中，而且能从记忆中再次将其提取出来，指导他们再现

131

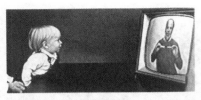
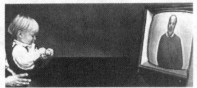
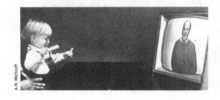

图 8-3　延迟模仿

（资料来源：Meltzoff，1988）

这些已过去的事件。

　　研究发现，9 个月的婴儿在观察一些简单动作后（如关上木盒子），能够在 24 小时后模仿出该动作。研究还发现，1 岁以后的婴儿更倾向于回忆和模仿生活中真实对象的动作，保持时间也更长。只有一半左右的 14 个月婴儿能够在 24 小时之后模仿出电视中的被模仿对象的简单动作；但几乎所有的 14 个月婴儿都能够在一周以后，模仿出真实生活中被模仿对象的 6 个陌生动作中的 3 个。

　　婴儿不仅可以模仿真人的动作，而且能够模仿电视中的人的动作。照片上的这个婴儿在一天后仍然记得电视人物的动作，并能模仿出来。

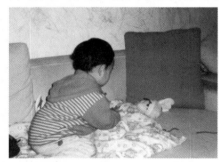

图 8-4　模仿性游戏

　　随着年龄的增长，观察学习逐渐成为婴儿的一种重要的学习方式。在游戏和模仿的过程中，儿童逐渐获得了许多重要的个人和社会技能，从而能更广泛地了解自己试图遵守的程序及规则。

　　2 岁左右的婴儿已经可以玩很多模仿性的游戏，如过家家、照料"生病"的玩偶；他们也能够模仿成人的动作，尝试自己吃饭、穿衣、洗手，甚至刷牙。

第二节　婴儿的思维和言语

一　婴儿的思维发展

20 世纪中期，著名的儿童心理学家皮亚杰提出了关于儿童认知发展的理论。他强调儿童的思考并不是成人思考的初级形式，而是和成人不同类型的思考。随着个体的成熟，儿童的思考会按照一定的序列发展和变化。皮亚杰将儿童的认知发展分为四个主要阶段：感知运动阶段、前运算阶段、具体运算阶段和形式运算阶段。

在婴儿期，个体的认知水平主要处于感知运动阶段，婴儿晚期才有部分前运算阶段的特点。在这个阶段，个体主要依靠感觉和动作认识周围的世界，并逐渐认识到自己与他人、自己与物体的不同。在这一阶段中，婴儿逐渐发展了一些重要的概念，如"客体永存的概念"。

客体永存概念是婴儿能够进行推理和解决问题的前提。根据皮亚杰的观点，年幼婴儿的世界是"这里"和"现在"的世界，他们并不知道即使某人或某物现在看不见，但仍然是存在的（见图8-5）。在这些幼小的个体眼里，这个世界没有永恒存在的物体，只有当他们看到、摸到或用嘴去尝的时候，小球才存在；一旦球被挡住或滚到床底下看不见了，婴儿就认为球不存在了。

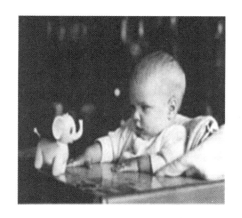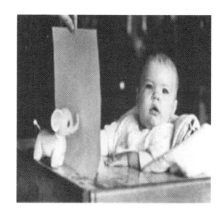

图8-5　年幼的婴儿还没有形成客体永存概念

在6个月以前，只要物体从婴儿的视野中消失，婴儿就不会付出什么努力去寻找它，即使是当着他们的面拿走或挡住物体也是这样。

到大约8个月的时候，婴儿开始有客体永存概念，他们会尝试寻找在他眼前刚刚被隐藏的或被部分遮盖的玩具（见图8-6）。不过，延迟几秒钟后，婴儿就不会再去寻找了。

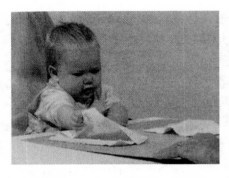

图 8-6　婴儿寻找被遮盖的物品

8—12 个月，婴儿开始能够为了达到目的而采取间接行动，例如爬绕过椅子取得椅后的玩具；能了解物体的性质并加以利用，如把纸捏成一团或用手巾擦面或遮面。18 个月左右，如果当着婴儿的面变更玩具位置，婴儿就能够跟踪并找出数次易位隐藏的玩具，说明客体永存概念已充分建立。

2 岁前后幼儿的思维能力有了质的变化。他们开始学习并逐渐能够运用符号来表征事物，用符号从事简单的思考活动。但在 3 岁以前，儿童都从自己的角度出发看待事物和进行思考，并认为别人的思维和运作方式应该与自己完全一致，是"自我中心"的思考（我向思维）。例如，4—5 岁的幼儿能够区分自己的左右手，但却不能正确判断对面的人的左右手。他们经常将对方的左手判断为右手，原因就是它与自己的右手在同侧。

皮亚杰还认为，2—4 岁儿童的思维具有"泛灵论"的特点，即把大多数客体看成有生命的，如月亮、星星、花草、树木等。不过，幼儿的这一思维特征可能与成人的教育有关。通常，在教育孩子时，为了帮助幼儿理解，家长会对一些事件采取拟人化的解释。例如，劝说幼儿不可以攀摘花木时，家长往往会说"如果——小树会哭的，它会疼的"，

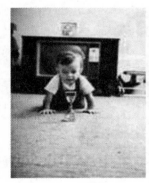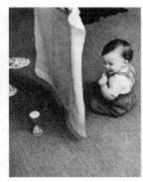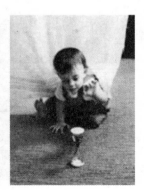

图 8-7　建立了客体永存概念的婴儿

让幼儿觉得树木和人一样能感知、有情绪。

表 8 - 1　　　　　　　　皮亚杰的认知发展阶段

发展阶段	大致年龄	主要特征
感觉运动阶段	0—2 岁	运动智力 "这里与现在"的世界（此时此地的世界） 早期阶段没有语言，没有思想 没有客观现实的概念
前运算阶段 前概念阶段 直觉阶段	2—7 岁 2—4 岁 4—7 岁	以自我为中心的思想 感觉占优势的推理 直觉而不是逻辑的解决办法 没有守恒概念
具体运算阶段	7—11、12 岁	出现守恒能力 等级与关系的逻辑 对数字的理解 与具体事物连在一起的思考 思想中可逆性的发展
形式运算阶段	11、12 岁以后	思想的完全概括性 以"命题"为基础的思维 对付假设的能力 强烈的理想主义的发展

（资料来源：《孩子们：儿童心理发展》（第 9 版），2004）

二　婴儿语言的发展

言语发展是婴儿心理发展过程中最重要的内容之一。语言不仅是实现人际交流的重要手段，而且在婴儿认知和社会性发展过程中起重要作用。

儿童的言语是在言语器官和神经成熟的基础上，在与成人交往的过程中，通过不断模仿和练习逐渐发展起来的。外部的语言环境是儿童语言发展的重要条件，儿童讲何种语言取决于其所处的语言环境。

（一）语言习得的规律

人类语言的发育遵循了先理解后表达的规律。

在婴儿学会用语言表达之前，他们已经具有很强的语言理解能力。研究表明，出生不久的婴儿已经能够分辨母亲讲述的不同的故事（熟悉的和陌生的）；1—3 个月的婴儿就能辨别一些音素，如"吧"与

"啪";7—8个月，婴儿开始能够"听懂"一些话，并做出相应的动作反应。如当别人说"爸爸呢？"婴儿就会将头转向爸爸。

（二）语言发展阶段

语言的发育开始于新生儿期，在4—5岁最为迅速。婴儿期的言语发展分为前语言阶段和掌握语言阶段。

前语言阶段是指从婴儿出生到第一个具有真正意义的词产生之前的这段时间，是言语发展的准备时期（0—1岁）。在此阶段，婴儿的发音还不确切、不清楚，需要熟悉的成人凭借经验去推测；在后期婴儿虽能模仿发音，而且所发的音开始与具体事物相联系，但是这种联系极为有限。通常某个发音只是与某一个特定物体相连，如"帽帽"，每次问"帽帽呢？"婴儿就会拍拍自己的小帽子，同时学着说"帽帽"，但其他的帽子却不能引起这一反应。

掌握语言阶段是指从1周岁开始，婴儿正式学习说话，能理解语言的真正含义，并能运用语言进行适当的交流。

到3岁时，儿童已掌握本民族的基本语言；6岁时能做到说话流利，句法正确。

表8-2　　　　　　　　　中国儿童汉语口语的发展

发展阶段		发展特点	发声举例
前语言阶段（0—1岁）	简单发音阶段（0—3个月）	①哭声分化；②自发咕咕声；③在成人的逗弄下能发出一些声音，主要是基本韵母	ai, a, e, ou 等
	连续音节阶段（4—8个月）	①发音增多，有应答性发声；②声母和韵母都大量增加；③能够发重复的连续音节，其中主要是 a 和 b、d、m、n 合成的声音	a-ba-ba-ba，da-da-da-da
	学话萌芽阶段（9—12个月）	①增加了不同音节的连续发音；②有四声变化；③开始能模仿发音；④能将特定的"音"与具体事物相联系	连续发音：a-jue-lu-bi，a-lu-fu 模仿发音：deng-deng（灯灯）mao-mao（帽帽）

续表

发展阶段		发展特点	发声举例
掌握语言阶段（1岁以后）	单词句阶段（1—1.5岁）	①单音重复； ②以词代句：如"凳凳"一词可以表示"我要凳子""凳子在哪儿""这是凳子""请你坐在凳子上""他抢了我的凳子"等多种含义； ③词汇多为名词，内容限于日常生活相关的事物	"妈妈""爸爸""宝宝""抱抱""车车""狗狗"等
	多词句阶段（1.5—3岁）	①早期为电报式语言，末期出现简单的复合句； ②语言结构逐渐复杂，语法生成	早期的双词句（电报式语言）："阿姨打针"（阿姨给我打针）；"妈妈走"（妈妈带我出门）句子（2.5岁左右）："妈妈抱我"；"不要你了，我自己睡"

（三）婴儿的词汇发展

10—15个月，婴儿平均每个月掌握1—3个新词。随后掌握新词的速度显著加快，19个月时，婴儿已经能够说出大约50个词；19—21个月时，婴儿掌握新词的速度进一步加快，达到平均每个月25个；到3岁时，婴儿的词汇量可以达到1000个左右。这就是所谓"词语爆炸"现象。

第三节　婴儿的情绪

从出生起，婴儿就是一个社会的人，他们被包围在各种社会刺激之中，并逐渐形成属于人类的情绪情感、社会行为和关系等。

一般研究认为，婴儿在5—6周时，开始出现对人的特别的兴趣和微笑反应，即社会性微笑；3—4个月时，婴儿出现愤怒、悲伤；6—8个月时，婴儿出现对熟悉、亲近者的依恋，并随之产生对陌生人的焦虑及分离焦虑等。快到两岁时，随着自我意识的形成，婴儿开始表现出一些复杂情绪，例如羞愧、自豪、骄傲、内疚、同情等。

一 基本情绪的发展

目前多数研究认为，人类婴儿具有 6 种基本情绪：快乐、兴趣、厌恶、恐惧、痛苦（悲伤）和愤怒。基本情绪随着个体的成熟而出现，它们的出现有一定的时间顺序，但每个个体的具体显现时间可能不同。

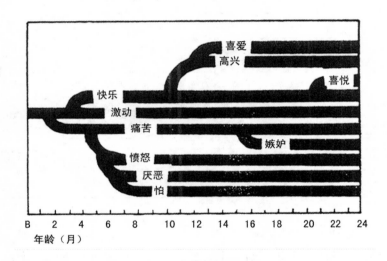

图 8-8　儿童在出生头两年内的情绪分化（Bridges，1932）

（一）愉快

快乐的笑容是维系儿童和成人感情的重要方式，对个体的心理和行为有积极的组织作用。

从婴儿微笑的发展中反映出快乐情绪的不同阶段：

（1）内源性的笑（0—3 周）。在生命的最初几周，婴儿会在没有任何外部刺激的情况下，出现笑的反应（内源性的笑），通常是在婴儿的睡眠中或困倦时突然出现。婴儿的这种早期微笑只是一种反射性微笑，它与脑干或边缘系统的兴奋状态变化有直接联系，研究者甚至发现"无脑儿"（没有大脑皮层，但有脑干）也有内源性的笑。因此，内源性的笑可能仅仅与脑干活动的突然爆发有关，很少涉及幸福感或舒适。

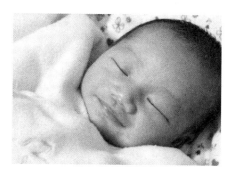

图8-9　出生12天的婴儿在睡梦中微笑

（2）诱发性的笑（3—5周）。出生后第3周左右，在婴儿清醒时，轻轻地抚摩其面颊、腹部，能引起婴儿微笑。婴儿4—5周时，把其双手对拍、让他看转动的纸板，或听各种熟悉的说话声等，也能引起婴儿微笑。这种诱发性的笑也是反射性的，不是社会性的。

（3）无选择的社会性微笑（5周—3.5个月）。出生后第5周左右，婴儿开始对人的声音、面孔有特别的反应，如果听到大人的声音或看见大人对着他点头，婴儿会表现得特别高兴，微笑时十分活跃、眼睛明亮。不过，此时婴儿还不能区分熟悉的人和陌生人，因此对不同人的微笑是一样的。

（4）有选择的社会性微笑（3.5个月以后）。随着婴儿处理刺激内容能力的增加，婴儿开始能够分辨熟悉的和不熟悉的刺激，对不同的人出现有差别、有选择性的社会性微笑。这是社会性微笑的进一步发展，也是真正意义上的社会性微笑。

（二）兴趣

兴趣是婴儿好奇心、求知欲的内在来源，对儿童的认知和智力发展起着重要的作用。

表8-3　　　　　　　　　　婴儿兴趣的早期发展阶段

发展阶段	出现年龄	特点
反射性反应阶段	0—3个月	婴儿会被环境中的视、听、运动刺激所吸引，并做出反射性的反应
相似性再认知觉阶段	4—9个月	适宜的光、声刺激的重复出现会引起婴儿的兴趣，并且婴儿能有意做出一些活动，使有趣的情境得以保持
新异性探索阶段	9个月以后	只有当新异的刺激出现时，才可能引起婴儿的注意

（三）恐惧

恐惧是一种有害的消极情绪，它使儿童的知觉范围狭窄、思维僵化、活动被压抑（呆住或退缩）。婴儿恐惧的对象和内容随年龄的变化不同。

初生婴儿的恐惧是一种先天的、本能的、反射性反应，由大的声音、从高处降落、身体疼痛等引起；从 4 个月开始，过去曾经出现过的恐惧经验刺激，可能再次引起婴儿的恐惧反应；6 个月左右，婴儿开始对陌生人（包括戴了面具的父母，或突然刮了胡子的父亲）产生恐惧，9—15 个月这种对陌生人的恐惧达到高峰。

之后，恐惧情绪逐渐发展为与知觉、经验相联系，并越来越多地与人际交往、想象、语言相联系在一起。幼儿开始对黑暗、陌生动物、故事中的怪兽等产生恐惧，3—5 岁的孩子还会特别对身体受伤心怀恐惧，一点小小的伤口都会让他们反应强烈。

二　情绪的理解和调节

（一）对情绪的理解

在掌握语言之前，婴儿经常是通过情绪交流与父母分享经验的。婴儿从成人说话的音调、面部表情和身体动作中获得有关的信息，并产生相应的情绪或动作反应。

研究发现，尽管 2 个月的婴儿并不真正理解表情的意义，但已经能够区分恐惧和悲哀的面孔；5 个月左右，婴儿开始对他人的面部变化有了认知和理解，能够分辨愤怒表情，并且能够对不同的情绪做出不同反应。

7—10 个月，婴儿开始学会鉴别他人的表情，并能根据他人的情绪调整自己的情绪和行为反应。8 个月的婴儿能因抱着他的母亲的身体颤抖而哭泣，面对悲伤表情的母亲会表现发怔或出现恐惧反应，对快乐表情的母亲则报以欢快反应。

2 岁左右，婴儿开始能够理解他人的痛苦表达，并能理解这种情绪表达是源于对方内在的感受，出现同情反应。

（二）移情和同情的发展

同情心和内疚感是人类社会性情感的典型形式，也是亲社会人格的重要特征。同情来自移情的转化，只有当移情者能体验到对方的痛苦而产生帮助的思想或行为时，才是同情。

由于自我意识发展的局限，1 岁以内的婴儿只有移情反应，如在听到其他孩子哭泣时，会哭泣或出现悲伤的表情。

随着自我意识的发展，儿童逐渐能够区分自己和他人的感受。在 2 岁左右，一些婴儿开始对他人的处境表现出同情，例如，把自己的玩具递给正在发脾气或悲伤的伙伴，试图让对方高兴。

不过，婴儿最初的同情反应带有明显的自我中心的特点，他们常常是按照自己被安慰的方式来安慰别人的，例如，把玩具或糖果递给难过的母亲以示安慰。

（三）对情绪的调节

婴儿对自身情绪的调节能力，与神经系统成熟有密切的关系。1 岁以后，随着神经系统兴奋和抑制过程的增强，婴儿出现了减少情绪强度的能力。在婴儿期，儿童通常会通过吸吮奶嘴、啃咬手指、使用"安全毯子"或逃避的方式来对抗情绪压力。

情绪的调节是非常个性化的过程，每个儿童的表现方式不同。例如，在面对自己害怕的动物（如狗）时，一些儿童的反应是躲避或寻求成人的保护，另一些儿童却可能通过攻击的方式（如对狗大叫、踢打）来对抗内心的恐惧；再比如，一些婴儿必须抱着自己的"安全毯子"才能够睡觉，有些婴儿则不需要这些也能够睡得很好。

在婴儿成长的过程中，如果照顾者能够有意识地帮助婴儿减少痛苦或提供舒适感，示范如何克服情绪压力，就能够使婴儿学会调节自己的情绪。越年幼的儿童，越依赖社会支持，依赖成人所提供的安全情境。

专栏：早早的"小枕头"

两岁多的早早是一个乖巧可爱的小女孩，通常道理讲清的话，她都会听从大人的劝说，如不能看太多电视，不吃太多糖果等。只有一件事情，是无论大人如何劝说，都不能让她听从的，那就是离开她的"小枕头"。最近两个月，不知是什么原因，早早"迷"上了自己小时候用的蚕沙枕，无论走到什么地方，手里总是拖着那个"小枕头"。甚至幼儿园里做操的时候她也抱着枕头不放，站在旁边看别的小朋友做操，老师怎么劝也没用。为了改掉她的"毛病"，有一次爸爸妈妈偷偷地把"小枕头"藏了起来，早早为此整整哭了两个小时，直到爸爸妈妈拿出了"小枕头"才作罢，心满意足地搂着"小枕头"睡了。现在，早早每天带着"小枕头"，脏了也不让洗，晚上必定搂着"小枕头"才能入睡。有时爸爸妈妈实在看不下去了，就趁着早早睡了的时候，把"小枕头"洗了，烤干后再放回她身边。

其实像早早这样特别迷恋一件物品的婴幼儿并不少见。在心理学上，我们将这类在婴幼儿阶段对某些儿童特别具有情绪安抚作用的物品称为"安全毯子"。在减少儿童焦虑方面，它们有时可以和母亲的出现同样有效。

大多数"安全毯子"具有柔软舒适的触感，如一个旧枕头、一块丝绸、一件衣服、一个玩偶、一块毛毯等。

一些儿童会特别依恋自己的"安全毯子"，无论走到哪里都要拽着它，甚至在物品已经很脏的情况下也不允许清洗。如果看不到"安全毯子"，这些儿童会变得焦躁不安，情绪反应激烈，无法入睡。

从个体未来的发展来看，依恋"安全毯子"的儿童并不会比其他儿童有更多的社会适应问题，即这种性质的依恋关系不会预言未来的适应不良。事实上，在儿童尚未发展出更成熟的情绪调节策略之前，"安全毯子"是非常重要的"过渡物体"。因此，对待儿童的"安全毯子"情结，成年人可以采取顺其自然的态度，不必特别纠正。

三　婴儿依恋情感的发展

（一）什么是依恋

依恋是婴儿与主要抚养者（通常是母亲）间的一种特殊的社会性情感联结，是婴儿情感社会化的重要标志。一般来说，婴儿能够同时与多个抚养者建立起依恋关系，只是依恋程度会有所不同。大多数情况下，母亲会成为婴儿首要的依恋对象。

婴儿对首要依恋对象的典型表现如下：最喜欢同依恋对象在一起，与依恋对象的接近会使他感到最大的舒适、愉快；同依恋对象的分离则会使他感到最大的痛苦；在遇到陌生人或陌生环境而产生恐惧、焦虑时，在感到饥饿、寒冷、疲倦、厌烦或疼痛时，首先要做的往往是寻找依恋对象，依恋对象的出现能使婴儿感到最大的安全、得到最大的抚慰。总之，依恋对象就像是"安全基地"一样，婴儿可以从那里获得支持、保护和探索的勇气。

（二）婴儿依恋关系的发展

依恋是在婴儿与依恋对象的长期相互作用中逐渐建立的，其发展过程可分为以下三个阶段：

（1）无差别的社会性反应阶段（出生—3个月）

这个阶段最显著的特征是，婴儿对所有接近他的人不加区分、无差别地反应，没有表现出对任何人（包括母亲）的偏爱。此时婴儿对所有人的反应几乎都是一样的，喜欢所有的人，喜欢听到所有人的声音、注视所有人的脸，看到人的脸或听到人的声音都会微笑、手舞足蹈。

（2）有差别的社会性反应阶段（3—6个月）

这个阶段的婴儿开始能够再认，并逐渐建立对不同人的多种特征相结合的感知复合模式。4个月开始，婴儿对不同人的反应有了区别，并表现出对母亲的特别偏爱。这时的婴儿在母亲面前表现出更多的微笑、咿呀学语、依偎、接近；而在其他熟悉的人如其他家庭成员面前这些反应则要相对少些；对陌生人这些反应就更少。

（3）特殊的情感联结阶段（6个月—3岁）

从六七个月起，婴儿对母亲的存在更加关切，特别愿意与母亲在一起，出现了明显的对母亲的依恋。当母亲在身边时，婴儿就感到快乐、安全，能安心地玩、探索周围环境。在独自玩耍和探索的过程中，他们会时常抬起头来确定母亲还在，或到母亲身边寻求简洁的交流，如一次微笑、一次轻抚或一句话，然后再回到自己的活动上去，好像母亲是其安全的基地。

当母亲离开时，婴儿会用哭喊和追逐行为进行反抗。此时的哭与婴儿早期的哭不同，它是对依恋对象离去而导致安全感威胁和愉悦感降低的抗议，是针对特定的人而发生的，不容易用替代物转移，别人很难替代母亲使婴儿快活。当她回来时，婴儿则能马上显得十分高兴（见图8–10）。

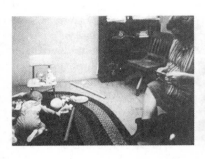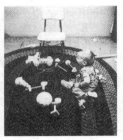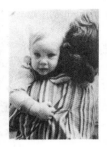

说明：图中的婴儿对母亲有着强烈的依恋。当母亲在身边时，他能够饶有兴趣地探索周围环境（左图）；一旦母亲离开，他就失去了探索的兴趣，而是哭喊着希望母亲回来（中图）；母亲回来时紧紧抱住母亲，情绪逐渐恢复平静（右图）。

图 8 - 10　与母亲建立依恋关系的婴儿

与此同时，婴儿对陌生人的态度变化很大，见到陌生人，大多不再微笑、咿呀学语，而是紧张、恐惧甚至哭泣、大喊大叫。

（三）依恋关系的研究

一种研究婴儿依恋关系的常用方法，是艾因斯沃斯及其同事的"陌生情境研究法"。具体实验程序见表 8 - 4。

表 8 - 4　　　　　　　　艾因斯沃斯的陌生情境测量程序

情节	事件	要观察的依恋行为
1	实验者、母亲、儿童进入房间，然后实验者离开	
2	母亲在旁边看孩子游戏	将母亲作为安全基地
3	陌生人进入房间，并坐下来和母亲说话	对陌生人的反应
4	母亲离开房间，陌生人进行抚慰	分离焦虑
5	母亲返回，提供必要的抚慰，陌生人离开房间	对重聚的反应
6	母亲再次离开	分离焦虑
7	陌生人回来，并提供抚慰	被陌生人抚慰的可能性
8	母亲再次返回，提供必要的抚慰，陌生人离开房间	对重聚的反应

注：上述每个步骤持续大约 3 分钟。

"陌生情境研究"的大量结果显示，婴儿与抚养人之间的依恋关系可以分成四种类型。具体描述如下：

表 8 - 5　　　　　　　　　**婴儿依恋关系的类型及行为特点**

依恋关系类型	当母亲离开或返回时的一般性行为
安全型依恋	把母亲作为探索的基础；当母亲离开，感到难过，但是当母亲返回，能迅速得到安慰；积极欢迎母亲的归来
不安全－回避型依恋	当母亲离开，很少哭叫；当母亲返回，忽略或积极地回避她，当把他抱起的时候，有时明显不看或者不紧贴母亲
不安全－抵抗型依恋	当母亲离开，非常难过；当母亲返回，非常生气，有时会将母亲推开
没有组织/没有定向型	对分离和团聚，表现出矛盾的、没有组织的反应；当母亲返回，可能哭叫，但是会跑开，或者一边看着其他地方，一边接近母亲

（资料来源:《孩子们：儿童心理发展》（第 9 版），2004）

依恋对婴儿的心理发展具有重大作用。婴儿是否同母亲形成依恋及其依恋性质如何，直接影响着婴儿情绪情感、社会性行为、性格特征和对人交往的基本态度的形成。

一般的观点认为，安全型依恋为良好、积极的依恋，而回避型和反

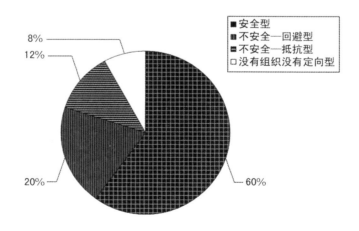

图 8 - 11　婴儿依恋关系的类型和分布情况

抗型依恋又称为不安全型依恋，是消极、不良的依恋。研究表明，在个体以后的发展中，安全型依恋的婴儿表现得更好，他们是更好的问题解决者、更加独立、好奇、更有心理弹性；不安全型依恋的婴儿更有可能在今后的生活中表现出焦虑和机能上的紊乱；而"没有组织/没有定向型"依恋的婴儿则更有可能在压力应对方面存在困难，也更有可能表现出行为问题（如过分的攻击性）。

　　婴儿依恋的性质主要取决于母婴之间交互作用的质量，而非数量。如果只是满足婴儿的基本需要（包括食物、水、温暖、舒适、解除痛苦等），或简单地待在一起，即使花费的时间很长也不能令婴儿形成安全依恋。在与婴儿的互动交流中，母亲对婴儿所发出的信号的敏感性和其对婴儿是否关心才是最重要的方面。如果母亲能非常关心婴儿所处的状态，能够正确地理解婴儿的信号，并做出及时、恰当、抚爱的反应，婴儿就能发展对母亲的信任和亲近，形成安全型依恋。

第九章　后天养育与婴儿大脑的发育

从怀孕后期到出生后的两年时间里，人类大脑的发育非常迅速，可塑性非常高。这同时意味着，此阶段的大脑对各种影响因素异常敏感。在这一时期，如果养育条件适宜，就可以对婴儿的脑的生长发育产生积极的促进作用。否则，可能会制约大脑的发育和大脑机能的完善，甚至造成不可恢复的损伤。

第一节　环境刺激与脑发育

以往很多人认为，孩子0—2岁以前尚不记事，教什么也没用，3岁以后的教育才是有意义的。因此，对婴儿期的早期教育并不十分重视。这实际上是非常错误的。

从神经系统生长发育的规律来看，大多数神经元的增殖在妊娠头3个月一直延续到出生后1岁；而维持神经元的营养、支撑的神经胶质细胞的增殖是从妊娠后期延续到生后2岁；3岁前皮层细胞已大致分化完成。

可见，婴儿期正是神经系统发育的关键时期，脑的可塑性强，此时的经历将会对儿童的情绪和智力发展造成深远的影响。

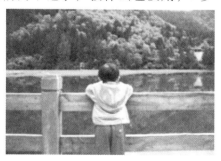

说明：对成人而言，环境经验改变的只是行为。但对婴儿来说，经历不仅可能改变他对环境的适应行为，而且可能改变大脑的结构和神经联结的模式。这些改变涉及神经系统发育的所有环节，包括神经细胞体积的大小、树突的数量和长度、髓鞘的形成和发育、突触的数量、突触的选择，以及大脑皮层的组织形态、功能区域的划分等。

图 9 - 1

一　早期经验塑造大脑

（一）经验影响大脑皮层的结构

人类和动物的早期经历影响着大脑皮层的结构和功能。

我们知道，在人类大脑皮层的躯体感觉区，用以表征身体各部分的皮层区域的大小与外观存在很大的差异。在日常生活中，由于来自手和头面部的触觉经验更多，相应地就有更多的神经冲动传导至大脑皮层，进而在皮层上形成远大于躯干和脚的感知区域。这一事实正是经验影响脑结构的有力证明。

来自动物的研究结果也证明了经验对皮层结构的作用。

研究证明，在视觉刺激丰富的环境中养育的老鼠，视觉皮层发育更好，比养育在视觉刺激贫乏的标准实验室笼子内的老鼠的视觉皮层更厚更重。

在另一项研究中，研究者考察了经验对老鼠胡须在大脑皮层上的表征情况的影响。由于鼠类的胡须对触动和运动极端敏感，因此鼠的大脑皮层上表征胡须的区域非常大，并且皮层"地图"上表征胡须的一组组神经元的排列也与脸部胡须的排列顺序非常相似。这些皮层表征"地图"在小鼠出生后的最初几天内形成。

如果皮层的"地图"形成之前，将某一根胡须的囊泡拔除，由于没有正常地输入电位活动，它所对应的皮层区域就不能发展。不过，该区域的神经细胞并不会闲置，与之相邻的神经区域会扩展占据这块区域，用来表征其他的胡须（见图9-2）。

上述研究说明，某一组皮层神经元将执行何种功能，在一定程度上取决于输入的电位活动。如果在发育的关键期缺少适宜的刺激，那么该组神经元将会改而执行其他的神经职能，脑的结构和功能也随之改变。

（二）经验影响突触的形成

出生时，婴儿就已经具备了一生所需的大多数神经元和脑细胞。但是，这些神经元的结构比较简单，而且彼此间缺少联系（突触）。大约2个月时，婴儿大脑皮层的运动区开始有突触形成；3个月时，婴儿视觉皮层的突触数量达到最高峰；到8—9个月时，负责记忆的海马区域开始发挥作用，只有此时婴儿才能够形成比较清晰的记忆。

突触数量的增长一直持续到4岁左右，10岁左右突触的数量开始下降。在此期间，儿童所处的环境能否提供丰富的刺激信息将直接影响

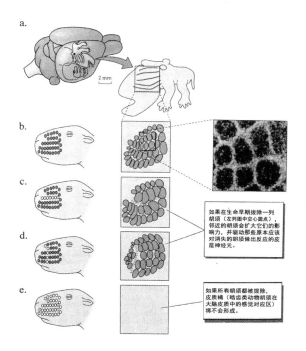

说明：图 b 是正常鼠的胡须排列和胡须的"地图"（框图）；图 c 和图 d 是拔除部分毛囊后皮层上的胡须"地图"，邻近的胡须扩展了它们的"势力范围"，占用了原本对被拔除的胡须做出反应的那部分神经元；图 f 显示拔除所有毛囊后，皮层上的胡须"地图"将不复存在。（资料来源：Woolsey et al.，1981）

图 9 - 2　胡须的囊泡拔除后，鼠的大脑皮层"地图"发生相应改变

树突的生长和突触数量。这一点已得到动物实验的证实。图 9 - 3 显示了小猫视觉皮层的突触密度随时间变化的情况。在正常情况下（虚线所示），出生 40 天皮层的突触密度快速增长，在出生 70 天达到最大（$3.8 \times 10^8/mm^3$），之后由于突触修剪的缘故，皮层的突触密度开始下降。但是被剥夺了视觉刺激的小猫的视觉皮层突触密度（实线所示），40 天时比正常值稍低（15%），70 天时则明显低于正常值。由此可见，早期经验对突触发育的重要性。

儿童的早期经历不仅影响突触的数量，而且对大脑如何建立联结有

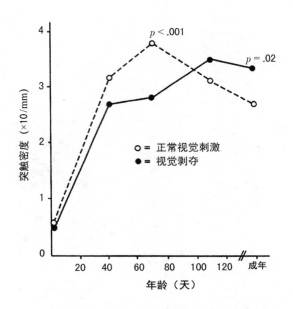

图 9 - 3　视觉剥夺对小猫视觉皮层的突触密度的影响

(资料来源：Winfield，1981)

决定性作用。

　　有研究发现，婴儿早期的味觉经历影响其以后的味觉偏好。如果在婴儿 6 个月以前经常喂食糖水，或者吃有盐味的食物，那么即使在婴儿 6 个月以后立即停止喂食这类食物，到两岁时他们仍会表现出对此类食物的特别偏好。

　　研究还证明，早年的不寻常经历同样会在婴儿的头脑中留下痕迹。在一项研究中，研究者揭示了紧迫的环境对于婴儿或幼儿的影响。结果发现，提供固定的、紧迫的膳食给年幼的孩童，会使他们大脑中的氢化可的松和肾上腺素等应激荷尔蒙水平提高，导致大脑非正常的联结。这些非正常的联结建立了神经传导的异常网络，使儿童学会用攻击的方式去应对刺激。

　　（三）经验决定突触的修剪

　　儿童的早期经验不仅影响突触的形成，而且影响突触的精简和选择。

　　通常，在某种神经功能发展的初期，会出现突触激增的现象，以便为神经回路的建立提供多种的可能性。之后，在经验的作用下，大脑开

150

始整理混杂的线路，剪除掉那些没有用的多余联结，这个过程就是突触的"剪枝"。

在突触"剪枝"的过程中，一个特定的突触是被保留还是被淘汰，主要取决于个体的经历。那些经常被使用的联结，因为强化而变得牢固，它们将会在"剪枝"过程中被保留下来；而那些不经常使用的突触则会退化，直至消亡。

在图 9-3 中，被剥夺了正常视觉刺激的小猫由于没有经验的"帮助"，无法进行突触"剪枝"，所以成年后的视觉皮层突触密度反而高于正常情况。

二　提供良好的环境

从前文的论述中，我们了解到儿童的早期经验非常重要。在大脑极具可塑性的婴儿期，提供给孩子的环境和教养将对儿童的发展潜力产生重大影响。那么，良好的早期环境应该有些什么？

（一）丰富的物理环境

婴儿出生后便具备了各种感觉的能力，但都还不成熟，还需要在与环境的互动过程中逐步完善。一些研究者认为，儿童成长的环境是否丰富决定着神经联结的数量会增加或减少25%。

如果一个婴儿整天只是躺在婴儿床里，那么就只能体验到很少的感官刺激，也就没有许多新的体验可以帮助他建立新的神经联结。因此，在婴儿的早期生活环境中，提供丰富的视觉、听觉、触觉等刺激是非常重要的，这样不仅可以促进婴儿感知运动能力的发展，而且可以促进认知能力和智力的发展。对婴儿来说，能够在一个色彩丰富的、安全的环境中随意探索是最好不过的了。

需要注意的是，尽管丰富的环境刺激可以促进婴儿大脑的发育，但并不是刺激越多、越强烈越好，过与不足同样有害。由于婴儿的神经系统还很脆弱，不能够忍受过分强烈的刺激或长时间的兴奋（如大的音乐声，长时间的游戏或抚触），对事物做出反应的速度也比较慢。因此适度的休息、舒缓的活动节奏是比较适合婴儿的，而过多的玩具和频繁的活动安排则可能导致婴儿的神经系统紊乱，阻碍婴儿集中注意力的能力的发展。

（二）丰富的语言环境

在人类生命的早期，掌握并使用语言进行交流是一项非常重要的社会技能。

　　心理学的研究发现，父母对婴儿说话的数量多少与婴儿掌握的词汇量有密切联系。婴儿20个月时，话多母亲的孩子词汇量比话少母亲的孩子的词汇量平均多出131个；2岁时，这个差距则会成倍增加，达到295个。另外，母亲使用复合句的比例也会影响到孩子。如果母亲说话时，使用的复合句有40%，如"因为——所以——"，那么幼儿说话时也会有35%是复合句；但如果母亲说话时仅用10%的复合句，幼儿使用复合句的比例就只有5%。因此，养育者应当主动地多与婴儿讲话，并及时地对婴儿的发音、说话作出应答，以促进婴儿的语言发育。

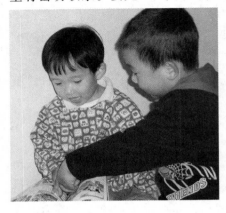

说明：对大一点的婴儿来说，念故事书也是一个促进语言发展的好办法。

图 9 - 4

专栏：婴儿的书和阅读技巧

年龄	适合的书籍类型	阅读技巧
0—4 个月	简单的大图画或图案，背景对比强烈	婴儿仰卧休息时，平展开书立于婴儿床的一边，轻轻敲打书来吸引婴儿的注意力
	质地较硬的卡片书	婴儿俯卧时，将书打开放在婴儿床的床头或底板上
	柔软结实的塑料书	给婴儿念书上的文字，特别是儿歌或童谣，婴儿经常会安静下来聆听这些稳定的韵律
5—9 个月	布料或软塑料的书籍	允许婴儿自由地把书移到自己想放置的地方，并告诉他正在做什么
	又小又厚的卡片书	让婴儿坐在成人的腿上，花几分钟时间一起看书。说话时用手指着书上的图片，并说出名称，最好能模仿相应的声音，如"哞哞"
	关于动物、汽车和其他可以发出有趣声音的书籍	继续念儿歌或童谣

续表

年龄	适合的书籍类型	阅读技巧
10—13 个月	简单的、绘有婴儿熟悉的物品或活动的图片书	让婴儿坐在成人的腿上或其他比较舒服的姿势，一起看书
	标准尺寸的卡片书	允许婴儿自己翻书，并控制阅读的速度
	比较新奇的、可以互动的书	指着书上的图片，说出名称，模仿发出声音或谈论图片上的东西。注意不时停顿一下，以便婴儿有时间做出反应
14 个月—2 岁	纸质书籍	允许孩子自己选择读哪一本书。他可能有最喜欢的一本书，只要他要求，就经常读给他听。反复读一本喜欢的书同样有益
	色彩丰富、比较简单的图片书	尊重孩子的意愿，对于他指着的图片，说出名称并谈论一会儿
	内容较少、情节简单的故事书	享受书本，不要使读书的过程变成提问和回答
	无字书	接受一次只能读很少内容的现实，因为这个阶段的孩子很难长时间坐在一个地方看书
2—3 岁	儿童期刊	继续遵从孩子的意愿，读他喜欢的书，讨论他提出的各种问题
	简单的故事书	将所读的内容与孩子的生活实际联系起来，有时简单的故事能够解答孩子的问题，帮助建立好的生活习惯，如就寝
	涉及生活习惯、技能的书籍	可以读得慢一点，以便孩子有时间反应；有时候可以用手指点着书上的文字阅读，这能够教会孩子读书的次序，如从左向右
	任何孩子感兴趣的内容，如报纸、商品目录等	将孩子的书放在他可以拿到的地方，方便他随时阅读
		尝试每天安排固定的时间来给孩子读书
		确保在孩子的生活中，能够有一名男性读书给他听

（资料来源：爱婴专递"亲子阅读的 5 个阶段 18 类书籍"，2005 年秋季号）

不过，在学习语言的过程中，只有"活"的语言才能对婴儿的词汇量和造句能力产生如此巨大的影响。现在一些家长因为工作忙碌，或者自己的普通话讲得不好，常常依赖电视、录像或光盘提供的语言环境，以为只要电视开着或录音机里不停地放儿歌、故事就是给孩子提供丰富的语言环境了。其实不然。

尽管音像制品提供的语言环境对婴儿的语言发展有一定作用，但其作用也远不及日常交流，特别是对尚未掌握语言的年幼的婴儿（两岁以下）来说。因为语言必须与正在发生的事物相关，才能产生意义，否则就只是一堆噪音。只有当语言与婴儿当前看到的、摸到的或感受到的事物联系起来，才容易婴儿记忆，并了解词汇的意义。例如，孩子不小心摔倒，妈妈一边帮她揉膝盖，一边问"疼?"孩子就会很容易理解"疼"的概念。

（三）和谐的亲子交往

和谐的亲子交往能够促进婴儿的情绪、智力和社会技能的发展。

研究证明，6个月以内婴儿的智力水平与他的母亲和孩子交往所花的时间总量之间有很大的关系；丰富的社会性刺激能促使5个月的婴儿发出更多的声音，并表现出更多的指向性的动作。

研究证明，缺少亲子交往，或有压力的家庭环境会损害婴儿的大脑。在一个研究中，研究者考察了母婴分离对成长和免疫功能的影响。

研究发现，当母猴被带走时，小猴子会表现得焦虑不安，其应激激素的水平会上升，即使是短暂的分离也是如此。研究还发现，短时间的母婴分离可能阻碍生长激素的分泌和细胞的生长与分化；长时间（10天以上）的分离则会破坏小猴的免疫系统，这种免疫功能低下的状况甚至一直持续到6岁。

另一些研究则发现，在高度紧张环境下成长的儿童（例如，父亲爱喝酒，喜怒无常），很难集中注意力和自我控制，学习能力也较差。研究者认为，早年被虐待的经历提高了儿童的应激激素水平（如氢化可的松）。这种激素会像酸液一样流遍整个大脑，导致大脑皮层和边缘系统受损。同时使得受虐儿童脑部负责警戒和觉醒的区域（蓝斑）过分活跃，脑部过度警戒，甚至最轻微、最微不足道的恐惧都会刺激脑部释放更多的应激激素，导致儿童出现多动、焦虑和冲动的行为。

第二节　婴儿的营养与大脑发育

神经细胞和身体其他部位的细胞一样，需要依靠食物氧化产生的化学能来维持其自身的存在及功能运转。能量或营养素的不足，将对婴儿大脑的发育产生不利影响。严重时，甚至可能导致永久性脑发育缺陷。

在日常生活中，婴儿主要通过饮食获得蛋白质、碳水化合物、脂肪、维生素、矿物质等营养物质。其中蛋白质、碳水化合物和脂肪在代谢过程中能够产生能量，是人体的三大营养素；维生素和微量元素则为微营养素。

一　蛋白质

众所周知，蛋白质是一种重要的营养物质。虽然新生儿的胃酸和胃酶均不足，但却能消化和吸收蛋白质，以供生长和成熟之用，甚至早产儿也是如此。蛋白质对有机体的重要意义由此可见一斑。

（一）蛋白质的作用

蛋白质是所有生命的一部分。

食物中的蛋白质被人体摄入后，会分解成氨基酸和肽。其中一部分氨基酸会转变为葡萄糖，另一部分氨基酸则重新合成为人体组织的蛋白质，或者释放出能量。

氨基酸对维持机体的生长发育和内环境稳定极其重要，是合成人体内的结构蛋白质（构成细胞的支架）和功能蛋白质（如酶、神经递质）的重要原料。

在婴儿和儿童时期，身体各组织器官的生长发育迅速。此阶段的食物中若缺乏蛋白质，就会影响儿童的健康以及身体、智力的发育。前些年，在我国一些地区出现的"大头娃娃"就是因为劣质婴儿奶粉中，蛋白质的含量严重低于国家标准所致。

从大脑组织生化特点来看，婴儿的脑组织更富有蛋白质，而类脂质、磷脂等则少于成人。婴儿脑组织中蛋白质的比例为46%，成人的仅为27%；类脂质在婴儿脑组织中占33%，而成人为66.5%。1.5岁小儿的脑成分才与成人相同。因此，为了使婴儿中枢神经系统能正常发育，必须要保证充分的蛋白质摄入。

（二）蛋白质的选择

蛋白质的分布很广，并不仅仅存在于鸡蛋、牛奶、瘦肉、大豆中。事实上，除去精制提纯的糖、油、玉米淀粉、猪油等之外，蛋白质几乎存在于所有食物中（表9-1）。

表9-1 　　　　　　　常用食物的蛋白质含量及性质

每100克食物中的蛋白质（克）				
食物	生食品	熟制品	可消化性	营养价
肉食	25—30	25—30	100	70
蛋类	12	12	98	98
牛奶	3—4	3—4	98	83
人奶	1	1	100	100
豆浆	3	3	92	60
面包	9	9	97	37
稻米	7	2	97	55
粗玉米面	9	1	86	51
土豆	2	2	82	60
香蕉	1	1	-	-
南瓜	1	1	-	-

（资料来源：宛恩伯编著：《小儿营养与大脑发育》，1992）

在选择蛋白质食物时，一个基本准则是根据其所含氨基酸的情况。从这个标准来看，动物性蛋白质要优于植物性蛋白质，因为动物性蛋白质中含有人体所必需的所有蛋白质，而植物蛋白质不含全部的必需氨基酸。不过，考虑到对肾脏的负担和胆固醇的含量等，过多摄入动物蛋白质也是不可取的，必须适当摄食植物蛋白质。

另外，各种植物所含氨基酸的种类不尽相同，如果搭配合适，也可以满足人体对氨基酸的需要。例如，所有谷物的赖氨酸含量都很有限，但含有大量的其他氨基酸，而大豆中的赖氨酸含量完全可以补偿谷类的不足。两者相混而食，就可以提供较好的蛋白质。所以，如果婴儿对牛奶过敏，就可以用大豆和谷物的混合物来代替。

156

二　碳水化合物

食物中的碳水化合物（糖类总称）包括谷类食物、糖、浆果、植物根、块茎（如土豆）等。碳水化合物在人体的代谢中有极为重要的作用，它为机体提供了大量的葡萄糖。

脑的代谢所需能量主要是葡萄糖。血中的葡萄糖进入脑中，不仅能作为脑的代谢能源，而且提供了用来合成其他重要的化合物（如氨基酸）所需的碳元素。

由于在脑中合成蛋白质的过程需要较高的能量，神经冲动的传导也需要较高的能量，因此相对身体其他部位而言，脑的代谢率较高，对葡萄糖的消耗量也较大。正常成人的脑24小时要消耗葡萄糖100克，而肝脏所储存的糖原仅有50—70克。在断食的情况下，肝脏的糖原很快就被耗竭，不能满足这样大的需求量，这时就容易发生低血糖。

婴幼儿和儿童的脑神经正在发育时期，代谢较快，对葡萄糖的消耗量并不少于成人。儿童的脑需要的能量较多，但是儿童的进食量有限。因此相对于成人来说，儿童更容易发生低血糖。低血糖时，儿童会表现出心慌、发颤、苍白、冷汗、手足发凉、脉细弱，幼小儿容易抽风，大儿童容易昏迷。从最严重的低血糖而致命的儿童尸检中还发现，神经系统（脑）有器质性损伤。

因此，除了正常的一日三餐外，婴幼儿及小学低年级学生还应当在两次正餐之间增加中间餐，如几片饼干或半杯奶，同时不可以用多吃菜来代替吃主食。以保证儿童大脑和身体发育所需的能量，减少低血糖的发生。

三　脂肪

脂肪在进入人体后，能够产生大量的热能，但只有很少部分能转变成葡萄糖，而脑的代谢所需能量主要是葡萄糖。因此，就这方面而言，脂肪作为能源并不合适。但这并不是说脂肪的摄入不重要。尽管脂肪可以由过剩的碳水化合物来合成，但是有一些必需脂肪酸（包括亚油酸和亚麻酸）在体内不能被合成，只能通过食物来供给。所以，摄食一定量的脂肪还是必要的。

食物中的脂肪可以来自动物，也可以来自植物（如核桃、大豆、玉米等）。目前，出于对高胆固醇的担忧，许多人都提倡素食、素油和低脂食品。但这种饮食结构并不适用于孕妇和两岁以下的婴儿，因为在神经元生长的过程中，脂肪是非常重要的元素之一。

从人体组织的生化特点来看，脑中的脂肪含量在身体所有组织中是最高的。每100克湿重的脑含脂肪100毫克，而髓鞘的构成中80%是脂肪，20%是蛋白质。由于孕期和出生后的最初两年，是人类个体神经系统的形成和快速发育的时期，因此在这一时期控制脂肪的摄入是没有道理的。美国的学者认为，在婴幼儿一天所需的热量中，应当有30%—54%的热卡是来自脂肪，大于成人和大儿童对脂肪的需求比例（小于或等于30%）。

总而言之，从脑发育的角度看，孕妇和婴幼儿必须摄食适量的脂肪，包括来自植物的和动物的脂肪。至于对低脂食物的偏好，可以等脑发育的高峰期过后再培养。毕竟孩子还有很长一段时间才会成年，并形成稳定的饮食偏好。

表 9-2　　　　　　　　　（妊娠期）脂肪和胆固醇的最佳食品

最好的脂肪食物
植物油（含高量的必需脂肪酸），如杏仁、玉米、大豆、向日葵、核桃油等
鱼和其他水产动物的油
最好的胆固醇食物
全奶
蛋类
肉类（特别是动物器官，如肝）
鱼和其他水产动物

注：一般动物脂肪之所以不用或少用，是因为其含胆固醇，但这在妊娠期是需要的。

（资料来源：宛恩伯编著：《小儿营养与大脑发育》，1992）

四　维生素和矿物质

维生素和矿物质都属于微营养素。对于这些元素，人体的需要量比较小，但这并不是说其作用也是微小的。

现已证明，维生素 A 和维生素 E 直接与神经细胞的代谢有关，维生素 E 缺乏可引起进行性脊髓病、神经轴索萎缩等问题。

1969 年，科学家证明了锌缺乏可引起脑的畸形。锌在脑组织中很丰富，是核酸和蛋白质合成过程中必需的元素，对维持下丘脑—垂体功能也有作用。锌缺乏可以使脑中的脂质组成和必要脂肪酸的浓度发生改变。

最近的研究还发现，缺铁可使体内单胺氧化酶（MAO）的活性下降，导致体内单胺类神经介质不能及时灭活，尿中儿茶酚胺、去甲肾上腺素、肾上腺素排出增多。由于单胺类神经介质在神经组织中增加，因而导致儿童烦躁不安、注意力不集中、理解力降低、反应减慢、对周围事物不感兴趣等神经精神症状。

需要注意的是，这些元素在人体的含量毕竟是微小的，过量与不足同样会危害儿童的健康，切不可随便补充。如果有需要，也应当在专业人员的指导下进行。

表 9 - 3　　　　　　　　　婴儿一日需要的维生素和矿物质

	0—0.5 岁	0.5—1 岁
维生素		
水溶性		
C（mg）	35	35
B1（mg）	0.3	0.5
B2（mg）	0.4	0.6
烟酸（mg）	6	8
B6（mg）	0.3	0.6
叶酸（μg）	30	45
B12（mg）	0.5	1.5
脂溶性		
A（μg）	420	400
D（μg）	10	10
E（mg）	3	4
矿物质		
钙（mg）	360	540
磷（mg）	240	360
镁（mg）	50	70
铁（mg）	10	15
锌（mg）	3	5

注：mg 为毫克，μg 为微克。

（资料来源：宛恩伯编著：《小儿营养与大脑发育》，1992）

第三节　睡眠与大脑发育

睡眠是一种普遍现象，无论人或者动物，在每天24小时的周期中都会有睡眠。那么为什么人的一生中都需要睡眠？婴儿的睡眠特点是什么？睡眠与脑的发育有关联吗？这些都是睡眠的心理学研究希望解决的问题。

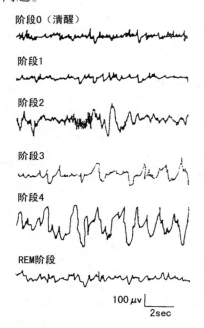

说明：上图右下角的拐角线，横线下的数值是2秒钟，代表频率，竖线旁的数值是100毫伏，代表振幅。（资料来源：Atkinson，1983）

图9-5　不同睡眠阶段的脑波态型

一　睡眠的阶段性特征

现代的脑电研究结果显示，正常成人的一夜睡眠（7—8小时）可以分为五个阶段（见图9-5）。

阶段1是睡眠的开始，即昏昏欲睡阶段，通常只持续几分钟。在这一阶段，脑波的频率渐缓，振幅减小。阶段2为浅睡阶段，此阶段的特点是脑波不稳定，频率和振幅忽大忽小。阶段3和阶段4为沉睡阶段，脑波形态的改变很大，脑电活动的频率降为每秒1—2周，但振幅明显增大。此时的个体不易被唤醒。睡眠的最后一个阶段为快速眼动睡眠阶段（REM sleep）。这一阶段的一个重要特点是，睡眠者的眼球呈快速跳动现象，而且脑波的波形明显不同于沉睡阶段。与快速眼动睡眠阶段相对的前四个阶段，因为不出现眼球快速跳动的现象，有时也被统称为非快速眼动睡眠。研究证明，快速眼动睡眠阶段可能是人们做梦的阶段。

从各阶段睡眠出现的时间看，第四阶段（沉睡期）主要出现在前半夜（约睡后两个半小时内），而快速眼动睡眠主要出现在中夜和后半夜，大约每隔90分钟出现一次，每次持续10分钟左右。

二 婴儿期的睡眠发展

1 岁以内，人的大脑发育最快，睡眠的发展变化也最明显。睡眠的总体变化表现为，每天总的睡眠时间缩短，睡眠周期逐渐延长，浅睡时间相对减少，夜间睡眠时间延长和昼夜节律形成等。

（一）睡眠时间的变化

从睡眠时间来看，在新生儿期，婴儿大多数时间都在睡觉，每天睡眠时间平均需要 16 个小时（14—20 小时）。每个睡眠周期约 45 分钟，在一个睡眠周期中浅睡和深睡时间约占一半。新生儿每 2—4 小时会醒来吃奶，并睁开眼睛觉醒数分钟到 1 小时。

1—3 个月的婴儿每天平均睡眠时间为 15 个小时，白天觉醒的时间延长；6 个月婴儿每天平均睡眠时间为 14 个小时，这时大多数婴儿夜间能睡长觉（持续睡 6 小时），昼夜节律初步形成。

到 1 岁时，婴儿每天平均睡 13—15 小时，夜间能一夜睡到天明，白天觉醒时间长，但需要有固定的 2—3 次小睡。

（二）睡眠阶段的特点

从睡眠的阶段特点看，婴儿总的睡眠时间中，快速眼动睡眠所占的比例远大于成人。

研究发现，一般大学生的睡眠中，阶段 2 约占 50%，阶段 4 约占 25%，快速眼动睡眠约占 25%；老年人的睡眠中大约 18% 的时间是快速眼动睡眠；而在新生儿的睡眠中，快速眼动睡眠要占到整个睡眠时间的一半左右。

三 婴儿的睡眠与大脑发育

关于睡眠对婴儿的大脑发育的作用，目前的观点认为主要表现在两个方面：

（一）避免过多的环境刺激对神经系统造成伤害

在婴儿期（特别是新生儿时期），大脑皮层的兴奋性低，神经活动能力差，外界刺激对婴儿来说往往都太强了，所以极易疲劳。疲劳后大脑的兴奋性降低，于是婴儿就进入睡眠状态。

因此，睡眠是对大脑的一种保护性抑制，它可以让大脑得到充分的休息，以利大脑功能的恢复。

（二）睡眠促进脑的生长发育

现在，很多人都意识到适宜的、丰富的环境刺激有助于脑的发展和功能完善。但很少有人知道睡眠同样有益于脑的成熟。

1. 快速眼动睡眠对脑的成熟有特殊作用

研究发现，快速眼动睡眠发展的时间进程与人类的脑成熟进程是一致的：刚出生时，新生儿的睡眠时间中有一半以上是快速眼动睡眠；2岁左右，婴儿快速眼动睡眠的比例迅速下降；到学前期时，已经下降到与成人相当的比例（即25％左右）。这种发展时间上的一致性暗示了二者之间可能存在某种内在联系。

睡眠剥夺的研究证明，快速眼动睡眠对个体的生长发育有重要意义。在一项研究中，研究者给出生2—3周的小鼠使用抗抑郁的药物，以此控制它们的快速眼动睡眠量。成年后，这些小鼠显示出明显的精神异常，如焦虑水平高、性活动减少、睡眠紊乱、追求愉悦感的行为减少以及对酒精的偏好等。动物研究还发现，在神经发育期间被剥夺快速眼动睡眠的小鼠，成年后它们的大脑皮层和脑干的大小明显小于正常鼠，并且受影响部位的组织蛋白质也有一定比例的下降。

另外，研究还发现，剥夺快速眼动睡眠会降低脑的可塑性。曾有的研究证明，与普通的成长环境相比，丰富的环境可以提高成年鼠的大脑皮层的面积、突触的数量和效率，以及解决问题的能力。但是被药物剥夺了快速眼动睡眠的小鼠，在停药以后，即使置身于丰富的成长环境中，也没有明显的脑的可塑性出现，它们的脑的结构形态，与停药后生长于普通环境的鼠没有明显差异。

现代神经科学的研究进一步揭示了快速眼动睡眠的功能。众所周知，当机体处于睡眠状态时，来自周围环境的刺激经验是非常有限的。而研究发现，在快速眼动睡眠中，脑的内源性神经活动增加。在生命早期，这种发生于神经环路中的非特异性神经活动，不仅活动的数量多，而且活动的强度也大。一旦大脑发育成熟，这种高水平的神经活动就会迅速减少。科学家推论，在快速眼动睡眠中，这种高水平的内源性神经活动为促进大脑发育提供了很好的环境，进而促进脑的成熟。

2. 非快速眼动睡眠对巩固已有的经验可能有作用

我们知道，神经元之间的突触联结可以因使用而得到强化，因不用而变得微弱。一些学者认为，睡眠可能有助于提高神经联结（突触）

的可塑性，不过，快速眼动睡眠和非快速眼动睡眠对突触重塑的影响可能不同。

目前的研究显示，快速眼动睡眠主要帮助神经系统建立早期的、非特异性的神经回路；非快速眼动睡眠则巩固由清醒时的经验所引起的神经回路的变化，增强依赖于经验的脑的可塑性，与学习和记忆有关。

行为研究的结果表明，如果被试在学习记忆材料后立即入睡，醒来后会比继续从事其他活动的人有较好的记忆。这可能是因为前者在睡眠状态中对原有的材料进行了加工，巩固了神经联结，而后者则没有。脑电研究的结果也显示，当个体进入非快速眼动睡眠时，大脑前额区的活动会加剧。

综上所述，从大脑发育的角度来说，婴儿不仅需要丰富的环境刺激和充足的营养供给，而且要保证充足的睡眠。

第十章 幼儿期脑的发育与心理发展

　　整个婴儿期，个体的发育速度都非常快：三岁时，儿童的体重已经达到初生时的四倍（14 公斤左右），身高也增长了几乎一倍（约有 94 厘米）。

　　幼儿期，个体的发育速度开始减慢，身高平均每年仅增加 6—8 厘米，体重增加 2 公斤左右（见图 10 − 1—图 10 − 4）。

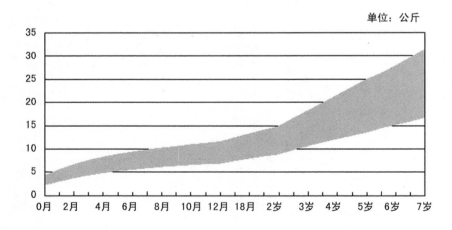

图 10 − 1　0—7 岁女童体重发育曲线（根据世界卫生组织 2006 年标准绘制）

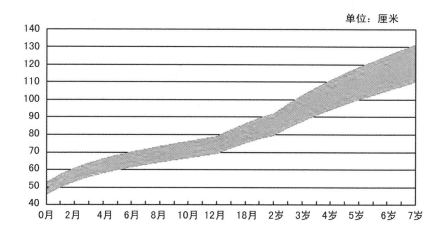

图 10 - 2　0—7 岁女童身高曲线（根据世界卫生组织 2006 年标准绘制）

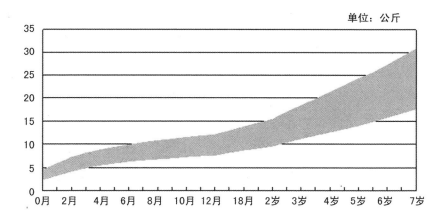

图 10 - 3　0—7 岁男童体重发育曲线（根据世界卫生组织 2006 年标准绘制）

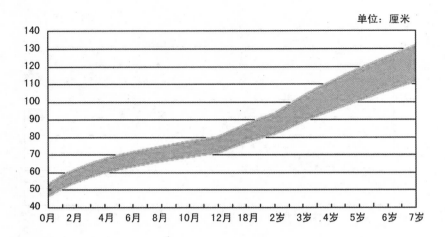

单位：厘米

图 10-4 0—7 岁男童身高发育曲线（根据世界卫生组织 2006 年标准绘制）

另外，幼儿的身体形态也与婴儿有很大的不同。

首先，头与身体的比例变小。

出生时婴儿的头大约占整个身体的 1/4，6 岁时这个比例就减少到了 1/8，而正常成人的头与身体的比例是 1:7 或 1:8（见图 10-5）。

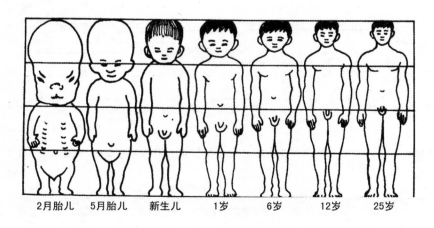

2月胎儿　　5月胎儿　　新生儿　　1岁　　6岁　　12岁　　25岁

图 10-5 从胎儿到成人身体比例的变化

其次，身体的脂肪层变薄。

在婴儿大约 2 岁时，厚厚的皮下脂肪层开始逐渐消减，到 6 岁时，儿童的脂肪厚度还不到他们1岁时的一半。此外，婴儿期由于一些内部器官（如横膈膜）发育较快所导致的较宽的腰腹部，也随着幼儿身高的增长变得不明显了，幼儿的腰身开始变得比较"苗条"。

在身体外形变化的同时，幼儿的神经系统也逐渐发育完善，各项心理机能也相应有了更大的发展。

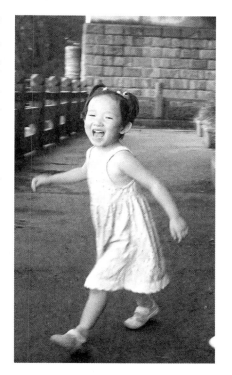

说明：身体外形的变化使得幼儿看起来不再是一个典型的婴儿了。

第一节　幼儿大脑的形态与结构变化

一　大脑皮质结构复杂化

构成大脑皮层的六层神经细胞，从功能上可以分为从简单到复杂的三级皮质区：初级区、次级区和联络区。

初级区主要指皮层第4层（感觉内导层）和第5层（运动外导层），可直接接受皮层下中枢传入的感觉信息，和向皮层下发出运动指令，是比较简单的"投射"皮层结构。

次级区指皮层的第2层（外颗粒层）和第3层（锥体细胞层），由短纤维神经细胞构成。主要负责对外周输入的信息进行初步的分析整合，是比较复杂的"投射—联络"皮层结构。

联络区主要由皮层的上层细胞组成，负责最复杂的整合功能，与人类的高级心理活动有关。

儿童出生时，已经拥有比较成熟的皮层下结构和最简单的皮层初级区，但比较复杂的次级区和联络区还不完全成熟。婴儿出生后，皮质细胞迅速发展，层次扩展，各类神经元相互分化，其中以控制运动的大锥体细胞的发展最为迅速。

到3—3.5岁时，比较复杂的皮质区增长得特别猛烈。某些特别复杂的皮层区的扩大一直持续到7岁，甚至12岁（见表10-1）。

表 10－1　儿童"第二级"和"第三级"皮质区面积扩大的百分比

（按其与成人两半球面积的比例）

发展阶段	皮 质 区		
	上颞叶区	下顶叶区	顶叶—颞叶区
新生儿	22	17.3	10
6 个月	47	52	44.3
1 岁	55	63	50.4
2 岁	80	85	77.9
4 岁	88	88	78.9
7 岁	93	95	93.7
成人	100	100	100

（资料来源：鲁利亚：《神经心理学原理》）

二　皮层神经纤维的髓鞘化初步完成

神经系统各部分的髓鞘化按照从尾到头的顺序进行：最早完成髓鞘化的是末梢感觉和运动神经，在出生以前就已经髓鞘化；然后是脊髓—脑干传导通路的髓鞘化，在出生时也基本完成。上述神经结构的髓鞘化，保证了婴儿一出生就能够完成维系生存的、基本的无条件反射活动（如吸吮、吞咽），为以后条件反射的建立提供了生理前提。

继脊椎和脑干的髓鞘化之后，中脑和小脑也开始髓鞘化，前脑（包括丘脑、基底神经节，一部分边缘系统）的皮层下的部分在出生后的第一年到第二年会完成髓鞘化。最后开始髓鞘化的是大脑皮层，皮层不同部位的髓鞘化也是不同的：控制反射功能的旧脑区的轴突纤维，一般比控制更复杂的心理活动的高级脑区要优先髓鞘化。在大脑皮层中，运动区和各个感觉区的神经纤维最早完成髓鞘化，联络区各部分的联络纤维开始的时间较晚，与高级智力活动直接有关的额叶、顶叶区的髓鞘化开始得最晚，要到出生两个月后才开始。

6 岁末时，几乎所有皮层传导通路都已髓鞘化，这为幼儿高级神经活动的发展、智力的发展提供了先决条件，使得他们能够更快地形成新的条件反射，学习新的知识经验，并形成牢固、清晰的记忆。至此，儿童的大脑已经为接受系统的学校教育做好准备。

第二节　幼儿大脑机能的发展

一　葡萄糖消耗的变化

幼儿期是大脑机能发展的重要时期。现代神经生理学的研究发现，大脑皮层葡萄糖的使用量在幼儿期持续增加。4—7岁时，幼儿不同脑区的葡萄糖消耗达到顶峰。此时幼儿大脑皮层的葡萄糖消耗几乎是成人的两倍。在幼儿后期和青春期，脑的葡萄糖消耗量开始逐渐降低。

这种葡萄糖消耗的变化模式，与皮层突触数量的发展变化趋势很相近，即刚开始很低（少），随后有一个很快的增长，到达顶峰，然后再逐渐下降至成人水平。突触数量和葡萄糖消耗量一致性变化的原因可能是：（1）幼儿拥有比成人多得多的神经突触，大量的突触为建立新的条件反射提供了生理基础，同时也消耗了大量的能量；（2）为了使反射活动更加精确、完善，幼儿在不断建立新的条件反射的同时，还必须抑制不适应的反应方式。这种突触的"剪枝"过程对能量的需求也是巨大的。

二　脑电活动的变化

脑电是大脑发育过程中的一个重要参数，儿童脑电波的变化反映了大脑随年龄增长而发展的状况，而且这一过程是不可逆的。

（一）脑电波

人的脑电波有很多种，与儿童发育有关的主要有以下三种：

α波，指的是频率为8—13次/秒的脑电活动，是正常成年人清醒时脑电活动的主要波形，是人脑活动的最基本的节律。一般来说，10±0.5次/秒的α波节律是大脑与外界保持平衡的最佳节律。

θ波，指的是频率4—7次/秒的脑电活动。正常成人在觉醒时很少出现θ波。

δ波，指的是频率0.5—3次/秒的脑电活动，它意味着皮层活动性降低，正常成人在觉醒状态下极少出现。

现在的研究主要根据α波和θ波的出现和消失的变化情况来看儿童脑的发展成熟过程。皮质上α波越多，则神经元间的信息传递越多，相互影响越大，所以α波可谓代表成熟的标志。θ波越多，表示皮质控制作用越弱，所以 θ 波的存在说明皮质尚未成熟。

（二）儿童脑电的发展

我国心理学家发现儿童脑电图的发展特点是：随年龄增长，儿童脑电活动的频率由慢变快，由 δ 波→θ 波→α 波。

刚出生的婴儿（1 个月以内）的脑波不规则，波幅较低，呈杂乱 0.5—3 次/秒的 δ 波，其上可重叠极低波幅的 α 波。3 个月左右出现 4—5 次/秒的 θ 波为主的规律波形。

1—3 岁期间，儿童的脑波仍以 θ 波为主，但频率渐增（达 5—7 次/秒），同时 δ 波的波幅逐渐降低。

从 4 岁开始，θ 波逐渐减少，波幅降低（至 50—150μV），α 波逐渐增多。不过，在 5 岁之前，儿童的 θ 波一直会多于 α 波，但 δ 波几乎消失。

学龄期儿童的 θ 波进一步减少，9—10 次/秒的 α 波逐渐增多。枕叶的 θ 波消失，但额叶和颞叶的 θ 波尚且存在。

青少年的脑电图已经接近成人，以 α 波为基本节律，α 波幅渐降至中等波幅，θ 仅存在于颞叶的局部区域。

如果以儿童脑皮质细胞的电活动频率基本达到 α 波范围与 θ 波基本上消失作为成熟的指标，那么儿童的枕叶到 9 岁时基本成熟（有 87.8% 的 9 岁儿童枕叶脑细胞频率已达到 α 波范围），颞叶到 11 岁基本完成（有 95% 以上的 11 岁儿童在颞叶已无 θ 波），而全皮质（额叶除外）则要到 13 岁才基本成熟。

三　兴奋过程和抑制过程的变化

大脑皮层的神经活动有两个基本过程：兴奋过程和抑制过程。

兴奋是指刺激物引起的皮层活跃状态，它激发或加强与皮层兴奋中心相联系的肌肉或腺体的活动。抑制过程正好相反，它停止和削弱与皮层抑制中心相联系的肌肉或腺体的活动。

个体兴奋和抑制过程的强度，是大脑皮层神经细胞工作能力或耐力的标志。随着大脑的发育，大脑的机能也随之发展，幼儿高级神经活动的兴奋过程和抑制过程都随着年龄的增长不断增强。

（一）兴奋过程增强

神经系统兴奋过程的强度主要表现在有机体"忍受"强烈刺激的能

力上。强的神经系统能够忍受强烈而持久的刺激，并在遇到强烈刺激时容易形成条件反射；弱的神经系统则不能忍受强烈的刺激，在刺激过于强烈和持久时，就可能破坏已有的反射，出现神经系统活动紊乱的现象。

幼儿神经系统兴奋过程的增强表现在：

1. 幼儿的睡眠时间逐渐减少

新生儿每日睡眠时间长达 22 小时，3 岁儿童需要睡 14 小时左右，而 5—7 岁儿童每日约睡 11—12 小时即可。清醒时间的延长，使得幼儿能够接受更多的刺激，学习更多的经验。不过，此时幼儿神经系统的强度仍然较差，不适合长时间的学习，以免过度兴奋导致神经系统紊乱。

2. 条件反射的形成和巩固比以前快了

在婴儿期，儿童形成新的条件反射较慢，常常需要反复多次，而且形成以后也表现得不稳定，在缺乏强化的情况下很容易消退。幼儿早期的条件反射建立也还带有这些特点，但随着大脑神经系统的不断完善，到幼儿晚期，条件反射的形成就开始加快了，形成后的神经联系也比较稳定、巩固。

例如，训练一个出生刚两天的新生儿向右转头，可能需要大约 200 次的强化才能养成该习惯，而一个 5 个月的婴儿只需训练 30 次就可以了；再比如，一首新儿歌，两三岁的幼儿要教十多遍，而且如果不及时复习，过几天就忘了。而四五岁的幼儿，教几遍就能记住，并且不容易忘记。

（二）抑制过程逐渐加强

神经系统抑制过程的强度表现在，有机体"忍受"持续的抑制状态的能力。抑制过程强的个体能忍受较长时间的内抑制，但抑制过程弱的个体很难控制自己不对刺激物做出反应，即使是几分钟的延迟也难以忍受。

皮层抑制机能的发展是大脑机能发展的重要标志之一。它是有机体更加灵活、合理地适应外界环境的生理前提，不仅使反射活动更精确、更完善，而且使脑细胞得到了必要的保护。

幼儿抑制过程的加强主要表现在内抑制的发展上。3 岁以前，儿童的大脑抑制功能很弱，尚不能根据环境的要求主动地、有效地控制行为。随着神经结构的发展，大脑皮层对皮下结构的控制和调节作用逐渐加强，大脑皮层的抑制机能也开始蓬勃发展起来了。幼儿逐渐学会控制自己的行为，和进行比较精确的辨别。

大约从 4 岁开始，儿童已经能够根据环境的要求适当地控制自己的行为，例如，先洗手再拿东西吃，在幼儿园睡午觉的时候不大声说笑、玩闹，老师说话的时候不大声喧哗等，减少了行为的冲动性。

不过，即使到了五六岁，幼儿的延缓抑制仍发展较差，对长时间的延迟满足仍比较难以忍受，那些性情比较急躁冲动的幼儿更是如此。

尽管在整个幼儿期，神经系统的兴奋过程和抑制过程都在不断增强，但二者的发展仍不平衡，皮层的抑制过程比兴奋过程弱。年龄越小，神经的兴奋过程就比抑制过程更占优势，兴奋也特别容易扩散。神经系统的这一特性使得幼儿一旦兴奋起来，就比较难以控制自己的情绪和行为。

四　第二信号系统的发展

巴甫洛夫认为，条件反射是一种信号活动。由条件反射组成的暂时神经联系系统就叫信号系统。根据引起条件反射的刺激物的特点，可以将其区分为第一信号系统和第二信号系统。其中第一信号系统是指由现实的、具体的刺激物形成的条件反射系统；第二信号系统是指由语言词汇形成的条件反射系统。

幼儿期，两种信号系统的发展大致可分为四个阶段：

（1）直接刺激引起直接反应。婴儿 8 个月以前属于这一阶段，只有第一信号系统活动。

（2）词的刺激引起直接反应。尽管在出生的第一年，婴儿一般只能说出一两个词，但他们却可以理解很多词语。8 个月以后，婴儿开始能对词汇做出反应。比如，家长说"把那个球递给我"，小儿能够把球递给家长，但此时还不能用语言做出反应。

（3）直接刺激引起词的反应。1 岁—1.5 岁，婴儿能够在看见熟悉的事物时做出言语反应，例如，看到奶瓶时会说"奶"，看到车会说"车车"。

（4）词的刺激引起词的反应。从 1.5 岁开始，幼儿逐渐学会用语言进行交流，并能够在语言的指导下形成条件反射。比如，家长说"把那个球递给我"，小孩可能会说"不"；例如，家长告诉孩子"尿尿的时候要蹲下"，多次重复之后，儿童就逐渐学会了蹲下小便。

第二信号系统的发展，使幼儿能够逐步通过词和语言的描述，认识没有直接感知过的事物，掌握更多间接的、概括的知识；并能通过言语形成抑制性的条件反射，进一步促进幼儿对行为的控制能力和精确分化能力的发展。在这一时期，家长可以尝试通过讲故事的方式来教育、引导幼儿的行为习惯。如，通过《没有牙齿的大老虎》的故事，来教育幼儿少吃糖果和注意刷牙。

不过，在幼儿期第二信号系统的发展还是不完善的，其概括作用和调节作用较差，而且第二信号系统与第一信号系统容易发生脱节现象。例如，幼儿有时会重复成人说过的话，但其实并不明白话语的真实含义。

五　左右大脑机能分化与幼儿心理发展

对正常成人来说，由于大脑左右半球之间有一条粗大神经纤维束（胼胝体）负责联系，经由胼胝体可以实现两半球的信息共享与合作，因此无法察觉两半球在心理机能上的差异。但在儿童身上则有所不同。由于胼胝体的发育时间极为漫长（约为10年），这极大地限制了儿童大脑两个半球之间的信息交流，因而容易形成大脑半球功能的单侧化。

大脑单侧化是指在大脑某个半球建立特定功能的过程。例如，对于大多数右利手婴儿来说，其语言功能逐渐定位于左半球的过程就是一种单侧化过程。胎儿29周时，两半球的不对称性就已经在大脑的语言区显现出来，这种倾向一直持续到出生。

另外，大脑功能单侧化还体现在偏爱使用某一侧的手或身体部位，而不使用另一侧手或身体部位的倾向。在新生儿阶段已经能够观察到某种大脑单侧化的倾向。脑电的研究发现，新生儿已经对来自左、右手的信息有不同反应了。未来的左利手只有当刺激左手时皮层有活动；未来的右利手则对来自两侧手臂的刺激反应一样好。

随着儿童的成长，脑的发育，脑半球功能单侧化现象越来越明显。1.5岁时，近一半的婴儿已经明确了优势手；5岁时，大多数幼儿都已出现利手现象，大约到青春期前，大脑单侧化，即优势脑发展基本完成。

当儿童开始对某一侧的手、脚、眼睛或手臂偏重使用时，脑的不对称发展的结果就显现出来了。一般来说右利手的人，左半球是其优势脑，这一脑半球最终发展成为高级认知功能的主要控制中心，如逻辑思维、语言中枢等，而非优势脑就成为非语言功能的控制中心，如视觉空间、音乐、情绪、直觉思维，等等。

有的学者认为，大脑单侧化是一个渐进的发展过程。有的学者则认为，婴儿大脑单侧化在发展中是恒定不变的，即自出生起婴儿的左右半球就分别控制着不同的机能。这两种观点均反映了婴儿大脑单侧化进程中的一些事实。出生时，婴儿大脑两半球在功能上就存在一定的差异，此时更多的是量的差异，两半球在功能上真正的质的区别是后天环境固化的结果。

六　大脑皮层的机能与幼儿的心理发展

随着幼儿的动作和语言的发展，幼儿的活动范围和内容日益丰富，神经过程不断地得到锻炼，大脑皮层的机能迅速发展，神经系统的兴奋过程和抑制过程明显增强，第二信号系统形成并逐渐完善。特别是大脑皮层的抑制机能的发展，使得幼儿的反射活动更加精确，提高了幼儿对外界环境变化的适应能力。抑制过程的发展使儿童能更专注地认识事物和操作物体，从而能更好地分析、综合外界事物；同时也使幼儿能更有效地控制和调节自己的情绪和行为，使行为更具有组织性，为形成优良的个性品质提供条件。

不过在幼儿期，儿童皮层的抑制机能还是比较弱的。尽管幼儿已经可以较快地学习和掌握新经验，但却很难长时间地专注于一件事情。如果要求幼儿长时间（10分钟以上）保持一种姿势，或集中注意力于单调乏味的课业，往往会引起高级神经活动的紊乱。因此，教师和父母不应要求幼儿过久地抑制自己的行动，或者从事过分细致的分化活动。

另外，幼儿第二信号系统的发展也为他们的心理发展提供了新的条件：儿童不仅可以通过直接的感知来认识周围事物，而且能通过词的描述、讲解来认识更多的不能直接感知的事物。同时，儿童不但能接受成人的言语指示来调节自己的行为，而且能通过自己的言语来调节自己的行为。但幼儿的第二信号系统的发展仍不完善，主要表现在幼儿有时不能用语言来支配自己的行动；对自己的经历不能进行恰当的口头描述，等等。

第三节　幼儿感知与记忆的发展

一　幼儿感知觉与观察的发展

感知觉与观察是幼儿认知活动的基础，是形成记忆、思维、想象等能力的基本要素。幼儿期感知觉与观察的发展特点突出表现在以下几个方面：

（一）颜色知觉

在颜色感知方面，幼儿的辨色能力随着年龄的增长而有所加强。

3 岁幼儿还不能很好地区别各种颜色的色调，例如蓝和天蓝，以及颜色的明度和饱和度。

4 岁左右，幼儿区分各种色调细微差别的能力开始发展，5 岁的幼儿不仅能注意到色调，而且注意到颜色的明度和饱和度。

6—7 岁时，幼儿区别色调明度和饱和度的能力有进一步的提高，不仅能辨别红、橙、黄、绿、青、蓝、紫等颜色，而且能够按颜色名称来选择颜色。

（二）空间知觉

3 岁左右，幼儿可以辨别圆形、正方形、长方形和三角形等，能辨别上下方位。

4 岁时，幼儿已经能够辨别前后，可以把两个三角形拼成一个大三角形。

5 岁的幼儿能进一步区分椭圆、菱形、五角形、六角形和圆柱形等，并逐渐能以自身为中心辨别左右，但还不稳固，有时会将左脚的鞋子穿到右脚上。

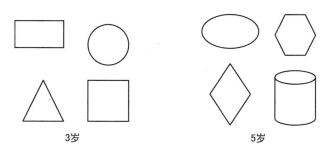

3岁　　　　　　　　　　　　　5岁

图 10 - 6　不同年龄幼儿可辨别的图形

6 岁时，儿童已经能够完全正确地辨别上下前后 4 个方位，但左右辨认能力仍未发展完善。此时的幼儿能辨认自己的左右手或脚，但不能准确辨别对面的人的左右，也不能理解自己的右手和对方的右手并不是在同一边的道理。

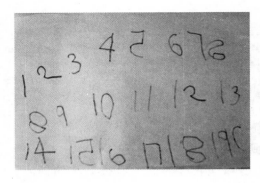

说明：由于学龄前儿童对左右方位的掌握仍然较差，因此在学习写字时经常会出现方位错误。上图是一个幼儿所写的数字，尽管是对照着大人提供的范本写的，这个孩子还是将"5"写错了。

图 10 - 7　一个 4 岁 10 个月幼儿写的数字

（三）时间知觉

由于时间是一个相对比较抽象的概念，因此掌握起来比较困难。在幼儿期，个体开始具有一些初步的时间观念，但通常与具体的活动相联系，如"是吃饭时间了"，或"是睡觉时间了"。

幼儿时间知觉的发展趋势是：先分清白天和黑夜、上午和下午，其次是掌握哪一年、星期几、几月几日，最难掌握的是几点钟。

我国的研究发现，4 岁儿童对认知一日的时序仍有困难，5—6 岁的儿童对认知一年内的时序有困难。研究还发现，4—5 岁的幼儿还分不清空间关系和时间关系，有时会根据距离来判断时间的先后或长短。例如，4 岁小儿经常会问，"妈妈，十分钟有多长，是这么长吗？"（用手比画一个长度）。

在钟表认识上，幼儿先会看整点钟，然后会看半点钟。但总的说来，幼儿还没有掌握计时工具，5—6 岁的幼儿时间知觉的稳定性和准确性都还很差。

（四）观察能力的发展

在观察方面，幼儿的观察有意性有着很大的提高，能按活动的任务或成人的要求来进行观察，特别是对自己感兴趣的事物可以做到全神贯注。

研究表明，在要求幼儿对照观察两幅图画的差异的情况下，3—4 岁的幼儿能够坚持观察 6 分钟左右，5 岁幼儿的平均观察时间是 7 分钟，6 岁幼儿的平均观察时间可以达到 12 分钟。由此可见，幼儿的观察常常不持久，很容易受到外来事物的影响而变换观察的对象。但随着年龄的增长，幼儿对自己的控制力明显增强。

另外，幼儿的观察通常不够细致，缺少系统性和计划性，经常发生遗漏现象。但随着年龄的增长，幼儿的观察表现出从笼统到全面、系统的发展（6 岁半以后）。

二　幼儿记忆的发展

从出生到 6 岁左右，幼儿记住了各种各样的事物：人和动物的名称、数字、词汇、歌曲等。如果没有记忆，就不能积累经验，学习也就难以进行。

与婴儿期相比，幼儿的记忆能力又有所发展，记忆保持的时间更长了，有意识的外显记忆也多了，此时成人可以通过提示幼儿记住事件发生的时间、地点、人物等要素，有意识地训练幼儿的记忆技能。

（一）幼儿的记忆特点

1. 无意记忆为主，有意记忆逐渐发展

幼儿的记忆仍以无意记忆为主，其所获得的知识经验，大多是在生活和游戏活动的过程中自然而然地记住的。4—5 岁的幼儿经常会说出一些让大人惊异的词语或事件，但问他/她是如何知道的，得到的回答往往是"不知道"或者"我本来就知道"。

但这个阶段的幼儿在成人的要求下也能进行一些有意识的记忆，特别是5—6 岁时，幼儿的外显记忆已逐渐发展起来，能够有意识地记住和回忆一些事情。例如，指派大中班的幼儿做值日生，他们通常能记住所需完成的工作；5 岁的幼儿已经能记住一些常用的电话号码。

幼儿有意识记忆发展的另一个证据是，从 4 岁开始，幼儿已经能够逐渐学习和掌握一些记忆技能（如分类、命名），以提高记忆的效果。

在一项研究中，黑塞尔和瑞特（Heisel & Retter，1981）要求 3 岁和 5岁的幼儿将一个物体藏在一个由 196 个容器组成的矩阵中，并要求他们记住藏东西的地方。结果发现，尽管两组儿童都使用了记忆策略，但效果上存在明显的差异。5 岁组的儿童使用的记忆策略常常很有效，即每次都将物品放在矩阵的一个角上，这样很容易就能记起物品的所在；3 岁组的儿童尽管也使用了系统的记忆策略，即在每一次的实验中尝试将物品藏在同一个位置，但不是很有效，因为他们所选择的位置往往比较靠近中心，这样在后来要求找出物品时他们很难记起藏物的准确位置。

幼儿期记忆的一个重要发展就是，无效策略的使用逐渐减少，而更有效的策略的使用增加。

2. 形象记忆为主，抽象记忆逐步发展

由于认知理解能力的局限，幼儿的记忆带有直观形象的性质，生活中形象鲜明的、能激起强烈情绪体验的、印象非常深刻的事物容易引起幼儿的记忆，而抽象的概念和语词材料较难记住。因此，借助故事中小主人公的经历来帮助幼儿学习道理，如要诚实、关心他人、有良好的卫生习惯等，要比直接讲"大道理"的效果好得多。例如，孩子不想刷牙时，家长一说"还记得那个没有牙齿的大老虎吗？"孩子就会想起故事中大老虎的痛苦经历，乖乖去刷牙，这比跟他说一百遍刷牙的重要性还要有效。

随着幼儿言语能力和理解能力的发展，幼儿对语词的记忆能力也逐渐提高。但在整个幼儿期，形象记忆仍占主要地位。

3. 机械记忆为主，意义记忆逐步发展

幼儿的抽象思维不发达，不善于在新旧知识间建立联系，不能通过对事物意义的内在联系的理解来进行记忆，所以他们较多采用机械记忆的方法。但随着言语的发展以及生活经验的积累，幼儿的意义记忆也逐步发展起来。

另外，实验发现，年幼儿童（尤其是学前儿童）记忆的准确性和详细程度均不如年长儿童和成人。在复述一件事情时，他们常会遗漏和忘记某些情节，或者用自己臆造出来的情节来代替，或者不自觉地把两件事混淆在一起。因此同一个班的小朋友对同一件事的记忆是不同的，有的说晚饭吃的面条，有的却说是饺子，甚至有的孩子声称自己一次吃了五碗米饭。

有时成人因为幼儿说话没有根据而认为他说谎，其实幼儿可能只是因为记忆不精确，容易把自己臆造出来的，或很久以前发生的或自己希望发生的事混淆起来。作为成人或幼儿教师，应该理解幼儿，并帮助幼儿澄清事实。

专栏："说谎的明明"

明明是一个4岁的男孩，在社区里的幼儿园上学。和中国大多数的独生子女一样，每次放学回来，明明都要接受父母和爷爷奶奶的一番"盘问"。比如，今天在幼儿园吃什么了？玩什么了？有没有人欺负你？等等。一次，明明回到家的时候，眼尖的奶奶立刻发现他的脸上有一小块青痕。奶奶马上问："你今天在幼儿园是不是和小朋友打架了？"明明回答说："我没和小朋友打架。""那你脸上是怎么回事？你摔跤了？""没摔跤。"奶奶不甘心地继续问："明明，你不用担心。如果幼儿园里有谁欺负你，你告诉奶奶，奶奶让老师批评他（她）！……是不是大宇打你了？""不是。""那是航航吗？""是。"奶奶生气地说："我就知道是他，去年就是他把你的手咬了。""奶奶，航航老欺负我。""好，明天我就告诉老师去！"

　　第二天，奶奶气呼呼地找到明明的班主任王老师，要求老师严格管教航航，因为他老是欺负小明。当老师询问奶奶为什么这样肯定航航欺负人时，奶奶就把昨天的事说了。王老师听了以后，连忙说："明明奶奶，您弄错了。事情不是这样的。昨天，我们组织小朋友练习投掷皮球，小明把球投出去的时候，劲用得大了，结果球反弹回来，正好打在了他的脸上，所以青了一块。昨天我本来想告诉您的，结果您走得太急，我没来得及说。"奶奶有些困惑了："是这样啊。那明明为什么要说谎呢？……"

　　事实上，明明并不是在"说谎"。由于思维发展的局限，这个年龄的孩子通常不会主动说谎骗人。例如，在玩捉迷藏时，如果找的人问"你在哪儿呢？"大多数的年幼儿童都会回答"我在这儿"。并且会在对方的要求下，告诉其别的小朋友藏在什么地方。也因此，许多人认为孩子的话最真实可信。

　　值得注意的是，尽管年幼的儿童比较"诚实"，但由于幼儿的大脑结构还不成熟，记忆的神经回路还不牢固，他们回忆的准确性一般较差，因此经常会错误报告一些事情。例如，把未发生的事情说成是发生了，或者是把自己想象出来的情节当成真实的事件，或者对事物细节复述有误等。

　　在一项实验中，研究者邀请一群4—5岁的孩子在房间里玩耍，期间安排了一个"小偷"进入房间。对孩子们而言，他是一个陌生人。他不仅让所有的孩子都看见他，并且当着孩子们的面"偷"走了满满一盒东西。之后，研究者让所有这些孩子去看一组"嫌疑犯"，要求从中把罪犯挑出来。结果发现，与年长儿童相比，年幼儿童认出"罪犯"的可能性更小，同时确认错误的比率较高。甚至当小偷不在其中时，一些年幼儿童会把手随意指向某个"嫌疑人"。

　　研究还发现，年幼儿童似乎有回答"是"的倾向。与没有发生或不知道相比，年幼儿童更有可能回答说事情发生了。而且年幼儿童的受暗示性比较强，他们更可能受到别人的影响而做出错误的报告。幼儿是容易合作的人，他们信任并希望讨好成年人，往往会尽力顺着问题引导的方向来回答。实验发现，在反复地提示下，幼儿能够"回忆"起自己根本没有经历过的事情，并且坚信事情真的发生过。

鉴于幼儿记忆的上述特点，我们对幼儿的"证词"需要采取审慎的态度，不能不信，但也不可全信，任何诱导和有偏见的反复询问都会给幼儿带来压力，导致"说谎"。

第四节　幼儿思维与想象的发展

一　幼儿思维的发展

（一）幼儿思维的特点

幼儿期，儿童的思维以具体形象思维为主，具有初步的抽象概括能力。

具体形象思维是指思维活动主要是依赖事物的具体形象或表象以及它们的彼此联系来进行；抽象思维是指依靠语言或文字、数字或符号所代表的观念去认识事物的本质和相互之间的关系，凭借概念、判断和推理等形式进行的思维活动。

在幼儿期，随着活动范围的扩大，感性经验的增加，特别是言语的发展及表象功能的日益发展，幼儿的思维逐渐从直观行动思维转化为具体形象思维，但抽象思维还没有发展起来。例如，幼儿能够正确地回答"3 个苹果加上 3 个苹果，一共有几个苹果"，但却不能回答"3 + 3 = ？"幼儿在假想游戏中所扮演的人物，也必然是他们曾经接触过的，如自己的妈妈或爸爸，在模仿中凭借这些具体形象来进行思维。幼儿普遍喜欢童话画册和动画片，也与幼儿的具体形象思维有关。

由于表象功能的出现而使幼儿对事物的概括水平提高到"形象"的层次，有了进行初步抽象概括的可能性，因而使他们能解决较为复杂的问题，这在儿童个体思维发展史上是个重大的变化。不过幼儿的具体形象思维所实现的概括反映，仍是以事物的外部特征为依据，根据事物之间外表的相似点进行判断，所以他们还没有形成抽象的概念，也没有明了事物的本质特征和本质属性。当需要幼儿离开形象，进行概念水平上的抽象时，形象的干扰则是一种消极的因素了。

大约在五六岁，幼儿开始发展抽象思维。这时，他可能运用分析、比较等思维方式，做出简单的判断和推理，从而解决简单的智力任务，如大班幼儿无须借助图片，仅凭教师的讲述也能理解故事的情节。

（二）皮亚杰的观点

根据皮亚杰的观点，幼儿的认知水平处于前运算阶段。这一阶段的思维具有两个局限性特点：思维的片面性和我向思维。

幼儿思维的片面性是指其思维有集中于事物的某一方面而忽视其他方面的特点。最明显的就是，这一时期的儿童没有"守恒"概念。在一个研究中，研究者拿出两个同样的粗烧杯，里面装着同样多的水，并当着幼儿的面将其中一杯水倒进另一个细而长的杯子中。然后要求幼儿判断粗烧杯和细长杯子中，哪个杯子里的水多。结果发现，很多幼儿倾向于回答细长杯子里的液体更多。导致这一错误判断的原因就在于，很多幼儿只注意到细长的杯子中液面比较高，却没有意识到杯子比较细，而且当水从一个杯子倒入另一个杯子时，水量是不变的（即守恒）（见图 10－8）。

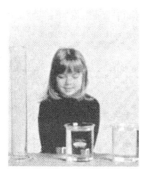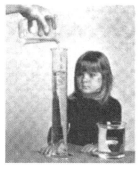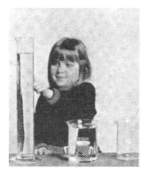

图 10－8　液体守恒实验

我向思维是指，幼儿倾向于从自己的角度看问题，不能意识到别人的立场和思维方式可能与自己完全不同。在一个实验中，研究者让幼儿看一组图片。第一张图中的一个女孩将皮球放入一个篮子里，并用布盖上；第二张图中这个女孩离开了；第三张图中，另一个女孩将球拿出，放进了旁边的一个纸盒里。当问幼儿第一个女孩回来后，会到哪儿寻找自己的球时，年幼的儿童多回答是"纸盒"。这是因为，在他们看来，自己知道的事情（即"球被转移了位置"），别人（第一个女孩）也应该知道，却忽略了对方当时不在场。而年长的儿童则能够正确回答，

"她会到篮子里去找球"。

随着年龄的增长，儿童逐渐开始意识到自己和他人的差异，能够从别人的角度看问题。

二　幼儿想象的发展

想象对幼儿的生活、学习和活动起着重要的作用。幼儿需要有丰富的想象力，才能领会故事，画图画，做手工，进行各种形式的游戏等。

幼儿想象的发展与他们生活经验的积累和游戏活动的发展有密切关系，其主要特点表现在以下几个方面：

（1）主题容易变化，不能长时间想象同一个主题。

幼儿的想象不能按一定的目的坚持下去，想象的方向常随外界刺激的变化而变化。如在游戏中，幼儿正在"骑竹马"，忽然看见别的小朋友在"打仗"，他又当起了"战士"，竹竿又变成了"枪支"。如果成人问幼儿在干什么，他们多半不能给一个确定的答案，因为他们自己没有预先构想出目标，而是随时根据眼前出现的物体而改变活动。到5—6岁时，幼儿的想象才有可能稳定在某一个主题上。

（2）夸张且与现实混淆。

幼儿在画画过程中，常把自己认为重要的人物、物体或部位画得特别大，带有夸张的特点。如夸张地画出一只小鸟，甚至替小鸟画上衣服或饰物。

另外，幼儿还不能把想象中的事物跟真实的事物清楚地区分开来，常常把想象出来的东西当成真实的，如告诉老师说："我爸爸是警察，他去抓贼。"事实上，他爸爸并不是警察。他这样说可能是因为仰慕警察，继而把自己的爸爸想象成警察。

幼儿的言谈中常常有虚构的成分，这是很正常的，不需要特别纠正。随着年龄的增长，幼儿逐渐能够将现实和想象区分开来。但是如果一个幼儿经常虚构自己的生活，如告诉别人自己有整整一屋子的芭比娃娃，自己的爸爸有超能力等，那么就需要注意了，这可能意味着他/她的某些重要的需要（被尊重、被关注）在现实生活中无法满足，或被过分满足了，两种情况都对儿童未来的发展不利。

（3）幼儿的想象以再造想象为主，创造想象开始发展。

再造意味着不是自己创造出来的，而是根据别人的描述或示意，再结合自己已有的认识加工出来的。小班幼儿想象的创造性很低，复制和模仿的成分很大。幼儿玩过家家游戏时，都是把日常生活中见过、感知过的事物再造出来，有很大的复制和模仿成分。

到5—6岁，幼儿的想象有了一定的创造性，如在游戏中不单纯重复他人提出的主题，而是通过自己的构思来加以补充。但从本质上看，幼儿的想象具有直观性、具体性，想象的形象比较零碎、不完整，形象之间缺乏一定的联系。

第五节 幼儿情绪的发展

一 情绪的丰富和深刻化

幼儿期是情绪体验相当丰富的时期。一般来说，成年人体验到的情绪大部分已为幼儿所体验，只是在引起情绪的动因、情绪表现方式上还有许多不同。

幼儿常表现出来的有得意、欢欣和兴趣等积极的情绪体验，以及愤怒、恐惧和悲伤等消极的情绪体验。这些情绪体验通常由具体的、直接的事件引发，愿望得到满足就体验到快乐，愿望得不到满足就感到苦恼。

幼儿情绪的丰富化还表现在情绪指向的事物不断增加，一些先前并不能引起幼儿情绪体验的事物，随着年龄的增长，引起了情绪体验。例如，一些敏感的幼儿可能因为老师批评、指责别的小朋友而感到紧张、害怕。

幼儿情绪的深刻化表现在幼儿的情绪指向从事物的表面现象转化到事物的内在特征。例如，年幼的儿童对父母的依恋，主要是基于父母满足他的基本的生理需要，较大的儿童则已包括对父母的尊重和爱戴等内容。

二 情绪的稳定性逐渐提高

幼儿的情绪表现带有明显的情境性，缺乏控制，容易随外界情境的变化而变化，这就是俗话说的"孩子的脸，六月的天"。

随着年龄的增长，幼儿脑机能和言语不断发展，情绪的稳定性也逐渐提高。到了幼儿晚期，幼儿对情绪的控制能力逐渐发展，情绪的冲动性、易变性减少。在日常生活和各种集体活动中，即使没有成人的言语指示或命令，也能主动地控制自己的情绪。

不过，总体来说，幼儿对情绪的控制还是比较差的。他们还不会适

时地、恰如其分地表现自己的情绪，也不会、不懂什么时候该掩饰自己
的真正情绪，会当着别人的面表现出讨厌和不喜欢，甚至因为一份不喜
欢的生日礼物失望得当场哭出来。

三　社会性情感的发展

3 岁前儿童的情绪反应，主要与他的生理需要是否得到满足相联
系。到幼儿期，在多种分化的情绪基础上，出现了与社会性需要相联系
的高级情感的萌芽。

（一）道德感

3 岁前的婴儿只有某些道德感的萌芽，如对成人的赞扬感到高兴，
听到批评后就会不高兴。进入幼儿园后，随着集体生活的增加以及各种
行为规范的掌握，幼儿的道德感得到了进一步的发展，表现在他们已能
把自己和他人的行为与行为规则相比较，从而知道自己或他人的行为为
什么好，为什么不好，并在明辨是非的基础上产生了诸如自豪感、羞愧
感、同情感等情感体验。

（二）理智感

幼儿的理智感主要表现在好奇与好问上。这个时期的儿童会不断地
向成人提出各种各样的问题，对于自己不明白或不理解的东西，他们会
"打破砂锅问到底"，表现出强烈的求知欲。

不过，幼儿的提问中也有一部分只是为了引起成人对他的注意，所
以只是满足于得到成人的回答，而不在于回答了什么。

（三）美感

幼儿的美感主要表现为喜欢鲜艳的物体，如漂亮的衣服、花等。随
着年龄的增加，在教育的影响下，幼儿对美的评价标准也日益提高。

社会性情感的产生发展成为幼儿社会性行为产生发展的内部动力与
催化剂。但总的来说，幼儿高级情感的发展还处于初级阶段，需要教育
者不断引导与培养。

第六节　幼儿的动作发展

随着年龄的增长，幼儿的动作技能进一步增强，不仅掌握了走、
跑、跳、投、攀爬等动作，而且在各种各样的体育游戏活动中发展了运

动能力，学会了更为复杂的动作技能。

幼儿期的运动技能主要表现为两大方面，一是全身性的身体运动技能（大运动），二是手部的精细运动技能（精细动作）（详见表10-2）。

表10-2　　　　　　　　　　　幼儿期运动技能的发展

运动技能		3—4岁	4—5岁	5—6岁
身体运动技能	走	走路要眼睛向前看，上体正直，两臂前后摆动，脚掌不擦地，但也不要抬得过高	速度要均匀，注意上下肢协调	用均匀的步伐有节奏地行走
	跑	上体正直，两臂曲肘放在体侧，自然地迈开步子跑	跑步时上下肢互相配合，摆臂，协调、轻松地跑	上体稍前倾，两手半握拳，两臂屈肘在体侧前后自然摆动，用前脚掌着地，重心平稳地跑
	跳跃	自然起跳，轻轻落地	屈膝、前脚掌蹬地跳起，轻轻落地保持身体平衡	屈膝摆臂、四肢协调，用力蹬地跳起，轻轻落地，保持身体平衡
	平衡	在接受训练站、走、跑、跳等动作时，在走窄路、走斜坡时，要求身体不左右摇摆，保持身体平衡，克服惧怕心理	走窄路、走斜坡、走平衡木时，上体保持正直，上下肢动作协调一致，眼稍向前下方看，两臂侧平举，不耸肩，两脚交替前迈	走窄路、走斜坡、走平衡木时，除了上体要正直，上下肢动作进一步协调外，还要走路动作轻松自然，步子均匀
	投掷	要求以学会玩球为主	双手会抛球，会单手抛球、抛球进网；会双手接球，还会接住着地弹起来的球；会右手拍球，还会左右两手轮换拍球，边走边拍球；还要学会从肩上挥臂投球	学会玩各种球，并变换玩球的形式，如行进间拍球，把球拍过胯，以及两臂高举过头投球或投物等
	钻爬	能四肢协调、手膝着地爬；能低头弯腰，正面钻爬障碍物；一格一格爬攀登架	能四肢协调，手脚着地爬，能低头缩身，侧面钻障碍物，能动作灵活地攀登	能灵敏协调各种爬；能身体协调练习各种钻，能动作敏捷地两脚交替钻爬
手部运动技能		能仿照画圆圈，会脱鞋和把脚穿进鞋里，会解开纽扣，能用勺进食	能灵活使用剪刀，能用铅笔或蜡笔画简单的几何图形，能系鞋带，熟练地穿珠	能熟练地用筷子进食，能灵活地操作物体

如果将走、跑、跳跃、平衡、投掷、钻爬等基本动作综合起来的话，则不同时期的幼儿应完成如下一些基本的活动：

3—4 岁的幼儿：能用交替步下楼梯；能单脚跳着走；能从 15—25cm 的高度往下跳；能双脚立定跳远；能灵活投球；会翻跟斗。

4—5 岁的幼儿：两脚能轮换着轻轻地跳着走；能短时间闭目单脚站立；能从 30cm 的高处跳下来。

5—6 岁的幼儿：能助跑跳过不少于 50cm 的宽度；能绕弯跑步；能单脚跳着走；能接球。

专栏：幼儿绘画能力的发展

绘画和写字属于精细动作。儿童绘画能力的发展与组织思维的过程和认知能力的发展相对应，也与文化环境及练习有关。

大约 15 个月，婴儿就能偶尔用油画棒在纸上胡乱涂抹，但不能持久。

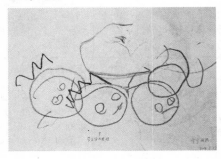

图 10-9　一个 2 岁女孩的涂鸦

1.5 岁到 2 岁，婴儿的第一张涂鸦画诞生。开始的时候，涂鸦只是一种无序的、无控制的活动，画面常表现出混乱的、无组织的状态；继而出现线形涂鸦和圆形涂鸦，婴儿开始通过简单的重复动作，在纸上涂抹一些直的、斜的、交叉的线条，或画圈和螺旋线，此时的绘画已显示出婴儿对动作有一定的控制力和协调能力。一直到 3.5 岁，儿童的绘画能力都处于涂鸦阶段。

从某种程度上来说，涂鸦只是儿童练习和发展大肌肉的整合运动，以及对精细动作进行控制的过程。他们并不在意留下的痕迹是什么，他们只对在纸上画的过程感兴趣，因此画画的时候常常不换笔。此时的绘画不涉及对外部世界的表征。在成人的提示下，儿童可能会以想象的方式给涂鸦命名或讲述，例如，将所画的一堆线条命名为"我的爸爸"。但换一个时间，他又会将同一幅画命名为"一只小猫在吃东西"。

4岁左右，儿童绘画能力的一个重要发展是，基本人物形象出现。这种人物形象常被称作蝌蚪人，儿童会用一个圆圈代表人的头（有时会画上眼睛、鼻子、嘴），用两条竖线代表人物的腿，通常没有胳膊和躯干。此时，儿童的绘画是自由的、具有创造性的。他们能将绘画的颜色和知觉到的环境事物结合起来，但仍有很强的主观性，如太阳可以是蓝色的，奶牛可以是黄色的。同时，由于空间概念还没有很好地发展起来，画面显得比较凌乱，一些形象甚至上下颠倒。

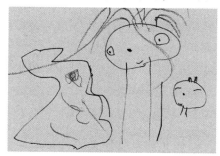

说明：画中的嫦娥（中）和玉兔（右）都是"蝌蚪人"的形态，区别仅在玉兔有两个耳朵。

图10-10　一个3岁8个月幼儿画的"嫦娥、玉兔和桂花树"

随着幼儿生活经验的丰富，以及认知和思维能力的发展，儿童通过图画表现现实事物的能力逐渐增强。5—6岁的幼儿已经能够发现环境中的一些次序（如大小，空间位置等），并能在图画中遵守这些次序。例如，黄色的太阳总是在图画纸的角落里，总是棕色的树干和绿色的叶子。另外，通过变化大小来强调某些重要的事物也是这一阶段儿童绘画的一个重要特点。例如，为了强调人物形象，儿童可能把自己画得比房子和树还高；为了表现自己在拿笔绘画，儿童会在图画中特别画长自己的胳膊和手中的笔。

总体来看，幼儿期的儿童绘画不受规则和传统的约束，

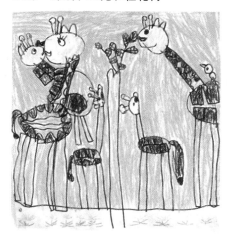

说明：图右边的"鹿爸爸"在吃树叶，树两旁的"鹿哥哥"和"鹿姐姐"正努力伸长了脖子想吃树上的叶子，而在图的左边是"鹿宝宝"正在亲吻"鹿妈妈"。

图10-11　一个5岁幼儿画的"长颈鹿一家"

在构图和用色方面都表现出比较独特的风格，非常具有吸引力。

第十一章 关爱、游戏、运动与幼儿 大脑功能的开发

幼儿期是脑快速发育的一个时期。在这一时期，脑在结构和功能上都有很强的适应和重组的能力，相应的脑神经可塑性也大。

第一节 照料者的关爱与脑发育

来自养育者的照料质量对于幼儿的大脑发育有着重要的影响。

一 均衡的营养

均衡的营养不仅可以支持身体，使孩子精力充沛，活动力强，从而刺激大脑使孩子聪明；而且可以支持脑力，让孩子进行复杂的游戏，进而刺激孩子变得更聪明。日本营养学专家饭野节夫研究结果表明，决定脑功能优劣的因素，虽然与遗传、环境智力训练等条件有关，但80%以上还是取决于营养，特别是幼儿期的营养支持将决定孩子一生的头脑聪明与体力状况。

饭野节夫发现，有8种营养物质，对脑力的健全发育起到了重要作用。这8种食物的功用是：充足的维生素C可使脑功能敏锐；充足的钙质能使大脑持续工作；糖是大脑活动的能源，但过量则会损害其正常功能；蛋白质是脑从事复杂智力活动的基本物质；维生素B族物质可预防精神障碍；维生素A能促进大脑发育；维生素E能保持脑的活力。

但是在现代生活中，不少家长由于缺乏营养科学知识，过分强调"补药"的作用，过分强调训练对儿童智力的作用，忽视饮食的科学搭配，反而制约了孩子的智力发育。

二 适宜的环境刺激

在幼儿期，丰富的认知刺激和活动可促使幼儿的脑重增加，使脑的

发育达到更优的水平，认知刺激过于贫乏或过于庞杂，脑的发育都会受到阻碍。

研究表明，父母的行为对幼儿的认知和情绪的发展都具有强有力的影响。父母的指导和支持可以帮助幼儿从环境刺激中得到最大收益。田岛（1986）研究了母亲对4岁幼儿解决认知课题的影响方式，结果发现，母亲会通过评价修正和指导帮助（具体包括提示目标、教授策略、提醒注意）等方式，协助幼儿在解决问题的过程中自我调整、制订计划及执行计划。大量研究证明，父母的这种教育卷入可以促进幼儿智力和认知策略的发展。

三 良好的心理环境

良好的情绪状态有利于个体的认知和个性发展。有关受虐待儿童的研究发现，幼年经常受到恐吓、情绪紧张或极度压抑的儿童，脑的结构和功能都会发生改变。

科学家发现，那些严重被忽视的儿童的脑比正常儿童的脑小30%，而那些被虐待的儿童则显示有异常的脑电活动，特别是前额区和顶叶区，其中大脑左半球的前额区（负责愉快体验的区域），表现出的异常活动更多。还有一些研究则发现，受虐待儿童的海马区域萎缩，这解释了为什么一些受虐待儿童不能有意地回忆起曾经受到的严重虐待的原因。

在另一项研究中，研究者让儿童观看一系列表现高兴、生气、害怕情绪的面孔。结果发现，与其他孩子相比，受过虐待的儿童对生气的面孔表现出极端强烈的、持续时间较长的反应。研究者认为，由于这些儿童曾受到严重的虐待，因此生气的面孔成为他们不敢忽视的危险信号，能否尽早发现这一信息变成了一项生存技能。这种经历改变了儿童的脑结构，也改变了大脑加工"生气"信息的方式。

令人忧虑的是，这种对生气信号高度敏感的信息加工方式，一旦成为个体适应威胁环境的主要方式，可能给个体的社会适应带来困难。例如，这些人可能会认为，在走廊里被撞到，听到模糊的评论或者遭遇复杂的眼神都是一种威胁。因此，儿童遭受虐待的一个长期的潜在的问题就是，剥夺了他们与亲近的人，或其他成年人建立健康的、亲密的关系的能力，他们可能在人际交往中过分敏感。

由此可见，给幼儿提供宽松、愉快、充满爱与支持的环境，对于脑的正常发育具有不可忽视的重要价值。

第二节　游戏对大脑功能发展的影响

　　游戏是幼儿的基本活动，也是幼儿最喜爱、最愿意从事的活动。所有健康的哺乳动物，包括人类，都在成长的过程中进行过游戏，并从中学会了很多生存和发展必要的技能。

一　游戏的类型

（一）功能性游戏、角色性游戏和搭建性游戏

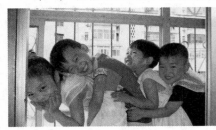

说明：游戏提供了幼儿进行社会交往的机会。儿童经常和他人一起游戏，随时检验自己和他人，有助于其社会性和交往技能的发展。

图 11 - 1

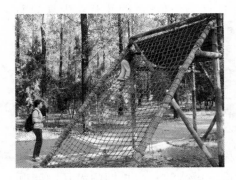

说明：除了固定的大型设施外，游戏场地周围的自然道具，如树叶、花草等，也会促进儿童进行探索性游戏。

图 11 - 2

　　根据游戏的性质，幼儿游戏主要可以分为三种类型：功能性游戏、角色性游戏和搭建性游戏。它们对幼儿的认知、情感和社会性发展很重要，可以促进大脑皮层神经联结的发展。

　　1. 探索/功能性游戏

　　当儿童一再地探索材料和环境时，游戏即开始。当儿童的手指在沙子和水中穿梭时，他们会形成某种神经的联结，这种联结是以其他任何方式都不可能产生的；当他们爬上滑梯，从高处滑下来时，他们就形成了更多的神经联结；当他们不断挑战自己，重复地攀爬高过头顶的云梯，或跨过晃动的铁索桥时，那些已经形成的神经联结将成为他们大脑中永恒的部分。

　　除此之外，攀绳和置于高处的设施也使儿童有机会发展情感。这些设施掌握起来有相当高的难度，对儿童是一种身体上的挑战。当儿童提高技能去挑战云梯和攀绳时，

他们会获得一种成就和独立的感觉。

2. 角色性游戏

角色性游戏是儿童发展社会认知能力，把真实和伪装联系起来的一种游戏形式，也被称为象征性的思考。在角色性游戏中，最常见的游戏形式就是"过家家"，幼儿通过此类游戏再现、认识和掌握不同社会角色的行为规范。游戏中，儿童可能独自一人或组成一个小团队，计划表演的内容、分配任务角色，并执行角色行为。

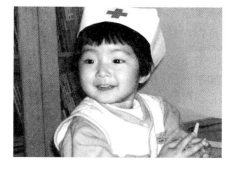

说明：大多数幼儿都很喜欢这种假扮医生看病的游戏。

图 11 - 3

从个体发展的过程看，角色性游戏出现得比探索性游戏晚。这是因为，如果没有探索性游戏中与游戏的环境和道具接触的经验，幼儿是不能胜任角色性游戏的。

3. 搭建性游戏

这种游戏是用玩具和一些材料来建造一个建筑物、人物或其他什么东西，是一种再创造活动。例如，用小桶装沙搭建一个沙漠城堡，或者用积木搭建一所房子，或者为游戏场的各种车搭建一个比赛跑道。搭建性游戏需要象征性的思考和伪装的成分，其复杂性和计划性也随着幼儿认知能力的发展而发展。幼儿园中小班的孩子在从事搭建性游戏时通常缺乏规划，往往是搭成什么就是什么（例如，根据搭建出的形状命名，"这是一个城

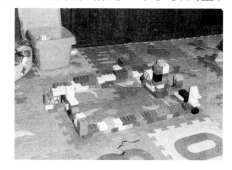

图 11 - 4 城堡

堡"），在搭建过程中可能会随意更改搭建的主题，缺乏计划性和一致性；大班的孩子则会事先做计划（如搭建飞机），然后努力实现自己心中的"蓝图"。

（二）社会性游戏和独自游戏

根据游戏中参与的儿童数量可以将游戏分为独自游戏和社会性游

戏。不论是功能性游戏、角色性游戏，还是搭建性游戏，都可能是独自的或社会性游戏。当游戏中涉及两个或两个以上的儿童的相互交流时，社会性游戏就开始了。我国的学者发现，社会性游戏的时间和参与人数随儿童年龄的增长而变化。3 岁左右的幼儿在成人的引导下，可以 2—3 人一起玩，但是玩的时间很短，往往就 5 分钟左右，参与人员的流动性也比较大；4—5 岁的儿童，常常 2—5 个人一起玩，有一半的情况下游戏时间可保持在 15 分钟左右，合作游戏的时间可以长达 40—50 分钟；6—7 岁儿童的集体游戏人数更多，玩的时间有时可持续几天。

表 11－1　　　　　　　　　　儿童的社会性游戏

类型	定义	举例	年龄阶段
独自游戏	单个人进行的游戏，有时会使用玩具	一个人玩"过家家"游戏	两岁以前儿童的大多数游戏均属此类
原始的社会性游戏	仅仅是一块儿分享感觉而不是遵守规则的游戏	"躲猫猫"游戏，"拉大锯，扯大锯"游戏	婴儿 6 个月以前就已出现
旁观者游戏	一个儿童观看其他人游戏，但并不参与	在一旁看别人玩"老鹰捉小鸡"游戏	各年龄段都有
平行游戏	儿童在一起玩，但各玩各的，没有相互作用，也没有游戏规则	两个儿童在沙坑玩沙子，虽然知道对方存在，但并不交流	2—3 岁比较多见
联合游戏	几个儿童在一起玩，有相互作用，但没有共同目标或游戏规则	两个孩子一起玩橡皮泥，相互交谈或借用工具，但没有共同的作品	4—5 岁开始比较多见
合作游戏	在活动中，儿童相互帮助，相互配合，有共同的目标及一定的游戏规则	角色扮演的游戏，如"医生和病人""小兔乖乖"	4—5 岁开始比较多见

社会性游戏对儿童的社会技能和情感智力的发展都有巨大的影响。儿童在与他人的互动游戏中，学会了遵守游戏规则，用协商的方法解决

问题，懂得妥协退让，以及如何发挥影响力等。

二　游戏的功能

俗话说"会玩的孩子才聪明"。让幼儿接触充满刺激的外界环境，和有充足的时间玩耍是发展其全部潜力的最好的两种方式。

幼儿的游戏范围和内容的复杂性对脑的发育具有重要意义。游戏加强了神经元之间的联结，缺少游戏会使幼儿大脑皮层的树突和突触的数量减少。游戏还有助于神经修剪，那些在游戏中不被使用的神经细胞和突触将会消亡，经常使用的神经细胞的功能则得到加强。

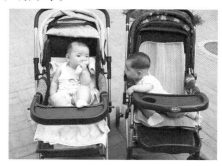

说明：有时候幼儿会通过观察他人游戏的方式来了解玩具的游戏功能（旁观者游戏）。

图 11 - 5

同时，游戏也促进了幼儿各种心理技能的发展。

（一）游戏能增强幼儿的记忆力

无意记忆是幼儿记忆的重要特点，凡是幼儿感兴趣的事物和一些有趣味性的活动他们便能很容易记住。因此，根据幼儿记忆的特点，为幼儿创造在愉快的"玩"中接受

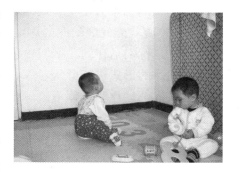

说明：在平行游戏中，幼儿虽然知道同伴的存在，但并不与之发生交互作用。

图 11 - 6

知识的条件，提高其识记的积极性和有趣性，增强记忆的效果。例如：为探讨游戏对增强幼儿记忆效果的作用，某老师教学时曾做过试验：把一个班分成两组，教幼儿认识人民币，第一组让他们做"文具商店"的游戏。把准备的铅笔、本子、橡皮泥、游戏棒等物品摆在讲台的桌面上，并且在每样东西下面用数字标明"价格"，向幼儿说明：这个商店的货柜上有文具卖，请小朋友们到这个商店买自己所需的东西。第二组不给幼儿做游戏，只做作业让他们认识物品和人民币。通过比较，发现第一组的幼儿很快就能认识、记住、理解并会运用人民币购买物品。因为前者玩了"文具商店"的游戏，所以记忆特别好。后者没有做游戏，

记不住，所以不会用人民币购买物品。由此可见，游戏对于发展幼儿记忆力有着重要的作用。

（二）游戏能丰富幼儿的想象力

幼儿期是想象力发展较为迅速的时期，幼儿想象力的产生主要是由于外界刺激直接引起的。有主题、有角色的游戏活动给幼儿提供了理想的想象条件，有利于幼儿在无意想象的基础上，培养有意想象，在再造想象的基础上，培养创造想象。例如，有一位老师以"你长大了做什么"进行语言教学游戏，并提供给幼儿各种各样的图片，激发幼儿的想象。参加游戏的幼儿都表现出丰富的想象力，如一名幼儿指着一幅学校图片回答："等我长大了，要做很多的机器人，让他们去送路远的小朋友上学。"还有一名幼儿指着交通工具图片说："我长大了开汽车，那时候的车一按电钮就会跑，看见人自己就站住。"由此看来，游戏活动对培养幼儿的想象力是很有效的。

（三）游戏能发展幼儿的思维能力

幼儿，特别是在幼儿早期，思维的产生总是与外部具体的活动分不开，以动作的形式进行分析、综合。随着年龄的增长，这种低级形式的思维方式逐渐转化为具体形象思维。游戏活动可以加速这种转化，并促进其更快地向更高级的思维形式：抽象逻辑思维过渡。如模仿性的角色游戏，在游戏中，儿童定了主题之后还要分角色，构思和不断地解决问题，这样的游戏本身就促进了思维的发展。因此组织活动时要多让幼儿参与，制定的活动目标要涵盖发展幼儿的思维能力；选择的活动内容要有一定的难度，幼儿必须通过努力才能掌握；设计的活动形式和方法要以幼儿为主，多让幼儿主动动脑、动口、动手、动眼；活动过程中要善于使用启发性语言，有意设疑，引起幼儿的积极思考；活动中出现矛盾时，让幼儿想办法解决，并教幼儿思考、分析问题的方法。

通过上述游戏活动设计，可以有效培养幼儿思维的广度、深度、灵活性、批判性和逻辑推理能力。

第三节　运动锻炼与大脑功能开发

运动锻炼能有效地促进大脑功能的开发，增加大脑的重量和皮质的厚度，提高大脑皮质细胞的强度、灵活性、均衡性和综合分析能力，从而促进大脑机能的完善，为各种心理品质的形成奠定基础。

一 培养幼儿的生活自理能力

生活自理能力是人的一种最基本的能力，它包括吃饭、穿衣、洗脸、刷牙、单独上厕所等。培养幼儿的生活自理能力，可以促进幼儿精细动作的发展，促进大脑发育。同时，在日常生活的自理过程中，也可以使幼儿得到克服困难的锻炼，体会到成功的欢乐，得到劳动的乐趣，对培养幼儿的独立性、自主性、自信心等良好的性格特点，形成劳动习惯和整洁的生活习惯都起着积极的作用。

在生活自理能力的培养过程中，需要注意幼儿的发育特点，要求过高可能会挫伤孩子的自信心，要求过低则不利于孩子的自主性和毅力的培养。通常来说，2 岁的幼儿能够自己穿不系鞋带的鞋，自己用勺吃饭；3 岁时能自己脱外套，会自己洗手并擦干；4 岁时幼儿已经可以自己穿脱衣物，自己刷牙，用筷子吃饭。

二 引导幼儿进行各种运动训练

适度的运动训练，不仅能促进大脑的血液循环和组织的新陈代谢，而且还能开发大脑潜在功能，活跃思维。

人体每块肌肉在大脑皮层都有其相应的"代表区"——中枢神经，其中手指运动神经所占的区域最为广泛。学前儿童需要经常进行运动锻炼以促进身体的协调能力，由简单到复杂的运动，由被动到主动的运动，要有意识地激发幼儿走、跑、跳、钻爬及扔、接、拍等各种运动，尤其是要训练手的精细动作，促进小脑发育和平衡。如训练孩子用左手把积木图案摆出来；要求孩子把火柴一根一根摆进火柴盒内，只能用左手，不准用右手；让孩子练习弹琴就是很好的指尖运动，特别是钢琴、风琴、电子琴等，需左右手并用的最为适合，因为手指运动能激活皮层中相应的神经细胞，从而达到开发智力的目的。除此之外，还可通过蜡笔绘图，折纸、做拼图游戏，学用平头剪刀等，增强手的灵活性。

三 右脑功能开发训练

大脑的两半球功能不同，右脑半球主管感知觉、形象思维和创造性的活动，右脑用于形象思维，面性思维方式，集中在潜意识功能上；左脑半球主管语言中枢，逻辑思维，线性思维方式，集中在显意识功能上。

脑科学的研究发现：在两岁以前，幼儿基本上就生活在右脑的形象世界中。而在6岁以前，幼儿仍是以具体的形象性的右脑思维为主。因此，右脑半球先发展，左脑半球后发展，是幼儿期大脑发育的关键所在。

由于大脑左右两半球分工不同，发展又不同步，因此幼儿教育也应适应右脑半球先发展左脑半球后发展的规律，在6岁前多进行右脑训练。

（一）以观察训练促进幼儿右脑开发

日本的品川嘉也博士经过多年研究儿童右脑开发的工作也证明：儿童在其左脑定型之前（6岁），语言中枢尚未完全成熟，几乎全部是以右脑为中心来观察、分析事物的。因此观察力是右脑智力发展的基础，是认识世界的窗户。无数的教育实践证明，儿童智力发展的差异，主要在于观察力的高低。如何发展幼儿的观察力是促进幼儿右脑发展的重要内容。

在日常教育活动中，我们可以组织幼儿在大自然中进行观察，也可以使用一些教学方法组织儿童进行观察活动。如让儿童观察两幅画面内容相同的图片，要求找出多处不同的地方；在一幅画有动物、花草的图中，让儿童指出其中几处画错的地方；要求儿童找出右边四个图中哪一幅和左边的图一样，等等。孩子们在无穷乐趣中，争先恐后发言，说出自己观察的结果。这种教学方式不仅促进了幼儿观察力的发展，也促进了幼儿右脑的开发。

（二）在艺术教育活动中促进幼儿右脑开发

大脑右半球是处理表象，进行具体形象思维、发散思维、直觉思维的中枢，它主管着人们的视知觉、形象记忆，认识空间关系、模仿、音乐、舞蹈、想象以及态度、情感等，侧重形象思维，具有非连续性、弥散性、整体性等机能。因此通过艺术教育活动，培养幼儿音乐、舞蹈、绘画等方面的能力，可以促进幼儿的形象思维、记忆等的发展，从而达到活化幼儿右脑的作用。

有关资料表明：学音乐的幼儿大脑比一般孩子聪明，也就是说右脑比一般的幼儿发育得好。所以我们可以利用音乐的这种妙用，通过编排一些游戏，尽可能让幼儿有更多的机会接触各种音乐。在音乐中培养幼儿学习的主动性与创造性，在游戏中让幼儿展开想象的翅膀，自编舞蹈动作，并启发幼儿积极想办法试着随音乐作各种尽量与别的幼儿不一样的舞蹈动作。无论动作好与不好，只要幼儿能大胆地创造和表现，教师就给予及时的表扬，使幼儿对创造性的表演充满了信心。通过训练，幼儿在优美的音乐伴奏下能做出许多优美和谐的动作，使训练起到了促进右脑思维及活化右脑功能的作用。

专栏：莫扎特能让孩子更聪明?!

最近两年，有关莫扎特的音乐能使儿童更聪明的报道比比皆是，也使得很多年轻的父母对钢琴课趋之若鹜。莫扎特真的能够让人变聪明吗？

一些研究显示，那些有音乐天赋的人，往往在那些涉及空间—时间整合的技能上也表现出较高的天赋，如数学、象棋和机械。一种解释就是，音乐促进了完成这些时空推理任务所需的脑区的活动。在一个实验中，研究者验证了这一假设。他们将大学生分成三组：一组被试花十分钟时间听莫扎特的钢琴曲，一组被试听一段放松磁带，最后一组被试什么也不听，只是静坐十分钟。然后，让三组被试完成一系列的空间推理任务，例如，说出在心中将一张纸折叠数次后会是什么样子。结果发现，莫扎特组的被试比其他两组的空间智商得分高出 9 个点。

在另一项研究中，研究者将一群 3—5 岁的儿童分成四组：第一组被试接受了为期 6 个月的钢琴课训练。6 个月中，他们学习了基本的钢琴指法、双手一起弹钢琴、乐谱，以及凭记忆演奏钢琴等技能，6 个月结束的时候，每个人都能够弹奏简单的乐曲，包括莫扎特的曲子。第二组被试接受了 6 个月的计算机键盘操作训练，但没有音乐；第三组被试在指导教师的带领下，进行了 6 个月的歌唱训练；最后一组被试没有接受任何训练。研究者比较了四组被试 6 个月前、后在两种任务上的表现情况。结果发现，所有被试在图形匹配的任务上均未表现出明显的进步；但是钢琴组的被试在拼图游戏中的表现明显优于 6 个月前，其他三组被试则没有明显的进步。研究者认为，这是因为歌唱训练只是强化了个体的时间概念，计算机键盘操作只是强化了个体的空间概念，而弹钢琴能够同时强化个体的时间和空间概念，从而更好地促进了大脑右半球的发展，提高个体的时空推理能力。

不过，所有这方面的研究几乎都是由加利福尼亚大学的一个研究团队完成的。因此，现在就下结论说早期的音乐训练有益于大脑发育还为时过早，毕竟这些成果还没有得到其他人的验证。而且音乐训练对儿童时空推理能力的促进作用是暂时性的，还是持久的；有无作用的关键期等问题也有待进一步的研究。

（三）以创造活动训练促进幼儿右脑开发

右脑一直被誉为"创造之脑"，因为创造活动所需要的想象、直觉和灵感主要是右脑功能的作用。创造活动是人类活动的最主要特征，也是开发脑力潜能的意义所在。家长千万不要小看孩子充满好奇的探究活动，或是傻气十足的"胡思乱想"，因为这些正是创造能力的萌芽阶段。美国的教育法规定：幼儿有做游戏的权利和问"为什么"的权利；这两项权利是神圣不可侵犯的。可见西方社会对培养孩子想象力和创造力是十分重视的。现代中国社会也越来越提倡创新精神，而心理学研究表明：创造性的培养应当从幼儿时期抓起。在孩子们的创造性活动中，家长和教师首先要转变循规蹈矩的孩子是好孩子的观念，努力为孩子们创设标新立异的环境和氛围，应允许、容忍他们某些"出格"的行为，要积极引导而不是一味指责，或按成人的标准要求他们。

另外，鼓励孩子们的创新意识，培养他们的创新能力，变传统的模仿性学习为创新性学习，这不仅是发挥脑力潜能的需要，也是培养未来社会新型人才所必需的。

（四）以言语训练促进幼儿右脑开发

人们把大脑左半球称为言语优势半球，但是在学习语言的过程中，人的左脑必须与右脑沟通。左脑的语词信息与右脑的形象信息交织融合，才能使语言学习的效果更佳。因此，幼儿期学会纯正的发音，学好普通话，对言语发展能力将产生深远的影响。有关研究表明：4—6岁的孩子如果会在自己的形象库中选择语言，便会使头脑更发达。因此可通过图形识字、图形儿歌、情境联想、连字游戏、组合句子、试述故事、角色表演等训练来让孩子在形象中挑选语词，促进其迅速掌握口头语言。

　　大脑两半球不是彼此独立的，它还具有协调活动和在一定条件下互补的功能，人的创造能力就是两半球整体功能充分发挥的表现。这就告诉我们，在教育幼儿全面发展时，必须着眼人脑潜能的开发，特别是幼儿 6 岁以前右脑的先开发。

第十二章　学龄期儿童的身心发育

学龄期是指儿童6—7岁到12—13岁这段时期，基本上相当于小学阶段。

第一节　学龄期儿童的神经生理发展

心理活动是脑的反映，所以大脑的组织结构和机能的发展同心理的发展紧密相连。从大脑的组织结构来看，学龄期儿童的大脑结构的发展具体表现为：

一　脑皮层结构复杂化

在6岁末，儿童所有皮层传导通路的神经纤维几乎都已髓鞘化。这时的神经纤维具有良好的"绝缘性"，可以按一定的道路迅速传导神经兴奋，极大地提高了儿童神经传导的准确性。

7—8岁儿童脑的质变加速进行，神经突触分支变得更多更密，大量神经环路形成；神经纤维还从不同方向越来越多地深入皮层各层，在长度上也有较大的增长。这一阶段，此时儿童对第二信号系统——语言和文字的反应尚未完善，对直观形象事物的模仿能力强，而对抽象观念的思维能力差。

9—16岁是大脑皮层内部结构和功能的复杂化过程，突出表现为联络神经元功能的加强和联络纤维的数量大增。这一过程进行得越完善，大脑皮层越趋成熟，联想、推理、概括、判断能力也越强。

二　额叶显著增大

学龄期儿童大脑各部分都在增长，但额叶特别显著。

脑电图的研究证明：脑的发展顺序是沿着枕叶向两侧颞叶再到顶叶最后到达额叶（见图 12 - 1）。

许多白痴或痴愚儿童脑的发展往往在枕叶部就停顿，迟钝儿童则在颞叶或顶叶中断，可见额叶是脑发展的终末部分，成熟最晚，它和智力的发展有密切关系。大脑额叶迅速增长，使得皮层内抑制和分析综合能力提高，为儿童的学习和记忆发展创造条件，儿童运动的准确性与协调性得到发展，儿童的行为变得更有意识。

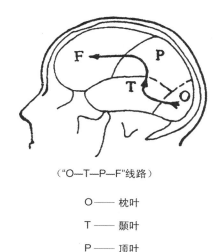

（"O—T—P—F"线路）

O —— 枕叶

T —— 颞叶

P —— 顶叶

F —— 额叶

图 12 - 1　儿童脑发展成熟顺序

三　大脑神经细胞的活动的发展

在几十年前，人们曾用脑重和体重的比例，以及头的大小和形状作为衡量儿童智力发展的标志。这种研究曾活跃一段时间，现在看来缺少科学价值。由于现代科学技术的发展，我们已能利用物理与化学技术直接探讨儿童大脑皮质神经细胞的活动的内部规律和机构，并从脑电图的研究来看大脑发展的年龄特征。

究竟脑细胞的运动发展根据什么指标，有哪些变化，脑的成熟指标是什么？来自脑电波的研究或许可以解答这些问题。

（一）自发电位的研究

1. 频率与振幅

频率是指每秒大脑皮层上电活动波动的次数，它随年龄的增加而增加。它是和儿童的发展成熟相关最高的一项指标。现以测得的枕叶自发电位的平均频率为例（见表 12 - 1）。

表 12 - 1　　　　　　　　4—12 岁人脑（枕叶）的平均频率

年龄（岁）	4	5	6	7	8	9	10	11	12
平均频率	6.91	7.26	7.92	8.22	8.21	8.48	9.05	8.80	9.11

上述对儿童脑电波的研究显示，4—5 岁儿童平均频率是围绕 7 次/秒（θ 波），而 6—7 岁儿童则围绕 8 次/秒（α 波）。说明在 5—6 岁之间，是枕叶 α 波与 θ 波斗争最剧烈的时期，脑电发展明显加速，大脑皮层的 α 波越来越多，并逐渐超过 θ 波。到 7 岁以后，儿童的 α 波逐渐占据了主导地位，θ 波开始从枕叶、颞叶、顶叶消失。儿童脑电的活动情况逐渐接近成人。

振幅是波顶至波底相距的高度。学者们对振幅的作用有不同的解释。有的认为振幅和频率成反比，是一切自然界振荡的基本特性；有的认为可能与大脑皮质神经细胞新陈代谢高、发育旺盛有关。年龄越小，振幅越高，随着年龄增加而减少，但减少的程度非常缓慢。这种变化和年龄差别关系不大，因此有人认为振幅和儿童成熟关系较少。

2. α 波和 θ 波的斗争

不同的频率可构成各种不同的脑电波，例如 θ 波的频率为 4—7c/s，α 波的频率为 8—13c/s。早期的学者研究儿童大脑的成熟时多半用 α 波的频率作为指标。现在的研究是根据这两种波的出现和消失的相互斗争的变化情况来看儿童脑的发展成熟过程。皮质上 α 波越多，则神经元间的信息传递越多，相互影响越大，所以 α 波可谓代表成熟的标志。θ 波越多，表示皮质控制作用越弱；相反，θ 波越少，皮质控制作用越强。所以，θ 波的出现说明皮质尚未成熟。若以儿童的脑皮质的振荡基本上达到 α 波范围（8 秒以上）与 θ 波基本上消失作为成熟的指标，那么从枕叶上看，4 岁儿童完全是 α 波的仅占 0.9%，而 7 岁儿童已增高到 51.5%，到 9 岁儿童的 α 波才在枕叶占统治地位，基本上达到成熟，颞叶的 α 波的成熟要到 11 岁才基本完成，而全皮质（额叶除外）则要到 13 岁才基本成熟。有 87.8% 的 9 岁儿童枕叶脑细胞频率已达到 α 波范围，有 95% 以上的 11 岁儿童在颞叶已无 θ 波，由此可见，皮质的成熟是 α 波和 θ 波斗争的结果。新的 α 波随年龄增长越来越多。而且这两种波的斗争是遵循一定程序的。

7—14 岁的学龄儿童较多用右脑思考，故脑电波以 α 波为主。这时的儿童，爱好音乐、颜色、美术、想象及创作活动。但随着他们年纪长大及教育制度的使然，大脑的思考活动会逐渐转到左脑去，脑电波也跟着加快到 β 频率。左右脑如能携手合作，思考能力和效率会提高数倍以上。

（二）诱发电位的分析

1."失同步"现象，有完全和不完全两种。完全"失同步"指波幅降低，频率增加；不完全"失同步"指振幅降低，频率不变。一般认为："失同步"少表示皮质细胞易疲劳，是定向反射弱和注意力不易持久的生理基础；"失同步"现象随年龄增加而增加。

4—7岁"阈限"单次光脉所引起儿童皮质的失同步现象有下列特征：（a）单位时间内间歇刺激引起的"失同步"反应次数减少。（b）绝大部分被试"失同步"延续时间不到两秒。

8—9岁儿童的失同步延续时间不到两秒，仍常见不完全"失同步"，13岁以上少年"失同步"延续时间则常见超过两秒，完全"失同步"增加，并接近成人指标。一般地说，明显呈现"失同步"现象的被试者人数百分比，随年龄而逐渐增加；不呈现"失同步"的认输百分比，随年龄增加而逐渐减少。

2."节律同化"现象

阈限复次光引起的"节律同化"，是测量儿童脑皮质细胞可塑性的一个重要的指标。据测验结果：8—16岁儿童和青少年引起的节律同化最高。这表明这阶段年龄儿童可塑性最高、最灵活。6岁以前17岁以后则较低（见表12－2）。

表12－2　　　　4—18岁儿童与青少年呈现节律同化人数百分数

年龄（总人数）	4岁(108人)	6岁(198人)	8岁(129人)	10岁(68人)	12岁(48人)	14岁(33人)	16岁(16人)	20岁(23人)
百分数（%）	35.2	58.8	75.2	73.5	85.4	84.9	75.0	52.2

值得注意的是，"节律同化"现象在各年龄阶段呈现不同水平。4—7岁儿童一般只对4—7/秒的脉冲呈现同化，8—20岁阶段绝大部分被试者对5—7/秒脉冲特别敏感。一般地说，7—9岁儿童对5—7/秒这一频宽范围同化人数比例较高，但12—16岁少年则常见对一个较大的频宽范围（如1—20/秒）呈现同化。所以，出现同化现象的多少以及可同化的频宽随年龄增加而有不同。另外，大的孩子在脉冲停止后，同化仍继续一段时间，即有后效；而4—7岁儿童则无后效。

四 大脑机能的发展

学龄期儿童大脑皮层神经纤维的髓鞘化以及神经细胞体积的增大、突触数量的日益增多，使学龄期儿童大脑机能日益完善。

（一）兴奋和抑制机能的发展

环境的改变，使他们开始逐渐独立生活，并从新的环境中寻找新的目标和行为准则。兴奋过程和抑制过程是高级神经活动的基本机能，学龄期儿童的这两种机能都有进一步增强。

大脑兴奋机能的增强，可以从儿童醒着的时间较多这一事实看出来。3 岁儿童每日需要的睡眠时间平均为 14 小时左右，7 岁儿童降为每日平均 11 个小时左右，到 12 岁时，每日只需 9 小时就足够了。皮层兴奋机能的发展，从生理上保证儿童能和外界事物建立更多的暂时联系。也就是说，儿童此时能够学习更多的东西。例如，儿童入学以后，要同时建立很多暂时联系。他听到铃声以后就要迅速进入教室；当教师进入教室时，他要起立致敬；在教师进行教学时，他要学习很多新的知识，掌握很多新的技能和行为方式。

在皮层抑制方面，儿童约从 4 岁开始，内抑制就发展起来。学龄期儿童在其生活条件的要求下，特别是言语能力的发展，进一步促进了内抑制机能的发展。内抑制的发展，使得儿童能够更细致地区分外界事物，并且更善于调节控制自己的情绪和行为，加强了儿童心理的稳定性。为儿童从家中走向社会，在新的环境中接受教育做出了心理准备。

尽管与幼儿相比，儿童的兴奋和抑制过程都有了长足的发展，但与青少年或成人相比仍比较差，情绪和行为的自我约束能力仍比较弱。同时，儿童大脑兴奋与抑制的平衡性也较差，通常兴奋过程强于抑制过程，因此小学儿童经常会因为过度兴奋而导致课堂秩序混乱。

儿童的行为调控能力受神经机能的制约，因此要求儿童过分的兴奋或抑制都会产生不良后果。一方面，过分的兴奋容易诱发儿童疲劳，例如学习负担过重，作业量太大，导致儿童连续长时间地用脑，大脑超负荷地兴奋。长此以往，儿童的兴奋与抑制过程、第一信号系统与第二信号系统间的正常关系会遭到破坏。另一方面，过分的抑制也会引发不必要的兴奋导致失调。例如，要求小学低年级儿童学习他们既不能理解又毫无兴趣的内容，坚持不了多久，儿童必然会变得烦躁不安，乱动起来。这种兴奋和抑制过程平衡的破坏，可能导致儿童对外界压力的自我调节发生困难。

（二）条件反射的发展

脑的基本活动就是反射活动。儿童通过各种感官接受来自体内外的刺激，然后通过大脑的分析加工编码，做出反应。通过各种反射活动，儿童与外界取得平衡。

大脑皮层抑制机能的发展，特别是抑制性条件反射（一个刺激引起原来反应的停止或减少）对儿童来说有很大意义，加强了儿童心理的稳定性，提高了儿童对外界环境的适应能力。神经系统结构的发展，及第二信号系统的发展，使儿童能够更快地形成各种抑制性的条件反射，而且一旦形成，就很巩固，使他们能够更好地对刺激物（如学习内容）进行精确的分析，并能更好地支配自己的行为，适应学校生活的要求（要求儿童上课坐好、安静听讲，守纪律、不乱动等）。

（三）第一信号系统和第二信号系统（言语系统）相互关系的变化

学龄期儿童的第二信号系统，在学前期发展的基础上，在新的生活条件下，有了进一步的发展。

如果说，学前儿童还是第一信号系统占有主要地位的话，那么，学龄期儿童由于言语的进一步发展，第二信号系统活动日益增多。例如，学前儿童和一年级新生，在进行计算时，往往要更多地依靠直接刺激物（实物、图画），但随着年龄和教学要求的提高，数学运算逐步成为独立的、不需过多依靠直接刺激物的思维过程。在其他学习活动上，如学习识字、阅读、常识等，也有同样的情况。

学龄期儿童第二信号系统，主要是在教学活动中，在与成人交际的过程中发展起来的。在教学过程中，儿童要更好地领会教师的言语，完成口头的和书面的作业，从而逐步改变了两种信号系统的相互关系。

第二信号系统的发展，为学龄儿童抽象逻辑思维能力的发展提供了可能，同时也加强了儿童各种心理过程的有意性和行为的自觉性。抽象思维的发展，行为自觉性的发展，又为儿童进一步学习间接的、系统的知识和掌握道德行为准则准备了条件。

五　神经体液调节（激素）与学龄期儿童的心理发展

人的情绪行为变化都有生化基础，其中最重要的是内分泌。

内分泌系统由许多内分泌腺、内分泌组织和内分泌细胞所组成。人体的内分泌腺是人体内的体液调节器官，通过分泌极少的物质（激素）直接进入血管、淋巴管内，然后由血液运至全身来制约或促进机体的生长发育及某些心理活动。脑垂体是人体最重要的内分泌腺体，能分泌多种激素控制甲状腺、肾上腺、性腺的活动，制约人体的生长。肾上腺能分泌多种激素，调节机体内水分电解质的代谢和平衡，调节糖与蛋白质的代谢，调节性器官及第二性特征的发育，有抑制生长的作用。甲状腺分泌甲状腺素，其主要作用是调节新陈代谢，兴奋神经系统，促进骨骼和牙齿生长发育，对面部外形、身体各部比例等方面产生广泛的作用。

学龄儿童长期迷恋于网络游戏可造成植物神经紊乱，体内激素水平失衡，使免疫功能降低，引发心血管疾病、胃肠神经官能病、紧张性头疼、焦虑、忧郁等。

另外，内啡肽对情绪和行为的影响也引起了学者们的注意。现今资料说明，内啡肽对精神运动的作用与脑内生物胺的功能密切相关，并通过多巴胺影响垂体前叶激素的分泌。但总的来说，对内啡肽的研究尚不够深入。

第二节　学龄期儿童心理发展的特点

一　学龄期儿童的认知发展

（一）皮亚杰的认知发展观

根据皮亚杰的观点，5—6 岁是个体的认识能力从前运算阶段过渡到具体运算的时期。自我中心、万物有灵、直观思维及想入非非的思维倾向逐渐被克服。到 5 岁半左右，绝大多数儿童开始建立长度永恒的概念：让幼儿看一段较长的绳和一根较短的尺，把绳的两端拉到尺的两端，询问绳子与尺子是否长度相等。低龄的幼儿通常会说二者等长，而多数 5 岁半儿童则知道还是绳子较长。不过，直到 6 岁，多数儿童仍旧不能掌握质量守恒、重量守恒、容积守恒等概念。

多数 6 岁儿童已经能有意识地使用记忆方法，记忆能力也有所加强，能够掌握初步所需的一些基本概念，认识简单的字，作简单的加减演算，为接受系统教育做好了准备。

7 岁到 10 岁、11 岁儿童处于认知发育的具体运算期。这一阶段的儿童能从两个或更多方面考虑一个情况，从而能够先后掌握长度守恒、质量守恒（即一块已知重量的橡皮泥，不论捏成什么形状，其质量、重量不会改变）、容积守恒（即一定容积的液体，不管装入什么样的容器，还是原来的容积）等守恒的概念。同时，他们也开始能够运用逻辑推理，懂得"打针虽带来痛楚，但能治病"诸如此类的因果联系。他们能理解部分与整体的关系，能按事物的共同特征进行分类；在分析、解答问题时能注意重要的方面，注意力不为表面现象所吸引。

11 岁左右，儿童的认识发育进入形式运算期。一般而言，他们能解答复杂抽象的问题，且能反省自己的思想，能提出和检验假设。不过，并非所有少年都在各个方面达到同样的水平，这与他们自身的思维发展水平有关。

（二）学龄期认知发展的具体内容

1. 语言能力的发展

学龄期是儿童获得书面言语能力的关键时期。这一时期的儿童的言语能力是从听和说的言语向看和写的言语发展，处于日常生活用语向专门学习系统的母语过渡中，并由口头对话的言语向独白式言语发展，其书面语言的"写"落后于看、听、说。由于口语能力是其他语言技能发展的基础，所以，在孩子还没有熟练掌握口语之前，不建议教他们读和写。

小学阶段，脑的发育显示出脑半球功能的逐渐专门化。在小学低年级时，由于对字形只有模糊的印象，字义的理解不确切，易出现错别字，而且不能明确掌握语法结构。大约从四年级开始，儿童才能在书面文本中较好地掌握语法结构。

当小学儿童开始偏重使用一只手、眼、腿时，脑的不对称发展的结果就显示出来，脑功能专门化不显著，是阅读技能薄弱或者诵读困难的一个主要原因。学龄儿童面对的是一个由物体和文字符号组成的复杂世界，识字、阅读，掌握文字语言的过程本质上是从视觉符号获取信息的过程，精确的形状知觉是学习文字语言的基本视觉技能，因此一些形状辨别知觉有困难的孩子就可能出现书写方面的学习障碍。

2. 观察力的发展

学龄儿童的观察力虽较学前期儿童有所发展，但仍缺乏目的性、计划性、系统性和持久性，其中缺乏目的性是此阶段儿童观察的一个显著特点，常影响儿童的观察效果。

3. 记忆力的发展

众所周知，学前儿童识记故事，一般总是从头记起，逐字逐句地重现，主要依靠的是机械记忆。儿童进入学校以后，情况就不一样了。

（1）元记忆出现

学龄期儿童与学前儿童的一个重要区别是，前者常能有意识地使用记忆策略，而且对学习和记忆的过程有一定的了解，也就是说，学龄期儿童已经发展了元记忆（对自己记忆过程的认识）。

（2）意义识记日益增多

在学龄期，意义识记的方法逐渐取代机械记忆，成为儿童的主要记忆方式。这是因为，在日益复杂的教学活动中，简单的机械记忆已经无法满足学习的要求。例如，虽然儿童可以用逐字逐句的办法来识记故事和诗篇，但不可能单纯地用逐字逐句的办法来识记数学运算方法和有关历史、地理、自然的教材，他们必须学会分析出主要的东西和次要的东西，必须学会找出事物之间的内在的、合乎逻辑的联系，也就是必须学会对识记材料进行思维加工或逻辑加工。因此，在合理的教学影响下，随着年龄的增长，学龄儿童的意义识记越来越多，机械记忆越来越少。

（3）抽象记忆迅速发展

幼儿和小学低、中年级儿童以形象记忆为主，他们习惯于记忆一些直观、形象生动的材料，如对教师语文课上呈现的图画，或音乐课上的声音，和老师一些新鲜的教具。他们擅长记忆具体的事物、事实、形象，还不善于记忆关于事实的一般解释、公式、法则、规律，等等。但是，随着教学活动的深入，儿童不但要记住一些具体的事实或形象，而且要记住一些概念、公式、原理，学龄儿童对词的抽象记忆因而迅速地发展起来。

当然，也不应该有这样的误解，似乎具体形象记忆是一种不好的、应当克服的东西。事实上，在学习过程中，具体形象记忆和词的抽象记忆都是必要的，因为感性认识和理性认识是不可分的，教师的任务在于：使儿童掌握充分的具体的实际材料，并且从这些具体的实际材料出发，不断发展儿童的词的抽象记忆，从而使感性认识提高到理性认识。

4. 想象力的发展

儿童想象力的发展，有一个从简单到复杂，从无意到有意，从再造想象到创造想象的发展过程，此阶段的儿童随着年龄的增长及知识的积累，想象的无意性、模仿性逐渐减少，而有意性、现实性及创造性想象逐渐增多，如在看图作文中能想象出许多生动的、合情合理的情节。不过，总体来说，小学阶段的儿童想象的目的性、复杂性及概括性还不是很高。

5. 思维能力的发展

学龄初期儿童的思维由具体形象思维发展到抽象思维，是思维发展过程中的质变，这种质变是一个较长的演变过程，开始时常带有很大的具体性及不自觉性；在整个学龄期，儿童的抽象思维水平不断提高，发展的总趋势是抽象逻辑思维越来越占主导地位，但对于各门具体的学科来讲，儿童思维又表现出很大的不均衡性，一般对于比较熟悉的、较容易与具体形象相联系的概念，思维水平较高，对于比较生疏而距形象较远的概念，思维水平较低。学龄期儿童的理解处于不断发展中，小学低年级儿童以直接理解为主，对于内容的具体形象理解得较好，而对于内容的思想意义方面不能理解；中、高年级的儿童随着思维能力的发展和经验的增长，间接理解逐步占主导地位，并能理解一定的抽象内容。

二　学龄期儿童的情绪发展

（一）情绪容易激动和爆发，对情绪的控制能力不断增加

学前儿童的情绪是以特别容易激动和暴发为特征的。进入小学以后，这一特征仍然十分明显。特别是小学低年级学生在外因的影响下，还不能克服情绪的冲动性，控制情感的能力较差。例如，当受到别人的欺侮时，或心爱的东西被别人损坏，或者受到某种委屈时，他们便会大哭起来；而一件有趣的事情，又会引起他们手舞足蹈、欢乐无比。再例如，得到一件心爱的东西，他们在上课时也会爱不释手地加以玩弄；节日前夕不能安心地听课；一件新鲜事物很易使他们激动和惊奇，等等。

学龄期儿童情绪的易激动性，与神经系统的发育尚未成熟有关。儿童大脑皮层的兴奋与抑制不平衡，兴奋过程占优势，抑制过程的力量比较弱，大脑皮层尚不能有效控制皮下中枢的活动。正由于这种缘故，儿童的情感往往流露于外，或者"喜形于色"，或者"怒形于色"。而且，他们对自己情感的调节，一般是以教师的要求为标准，调节的自觉性不高。例如，小学低年级学生特别喜欢向老师"告状"，而全班同学都认

为凡是违反教师规定的都应被告发，就连被告发的儿童也是这样认为，也能坦承自己的不是。

随着儿童认识的提高和神经系统抑制过程、自我控制技能的发展，在教育的影响和集体活动锻炼下，儿童控制自己情感的能力也在逐步增强。学龄儿童能根据学校的要求约束自己的激情，在发脾气的时候不骂人、不打架；在听课的时候能根据课堂纪律的要求不说话、不搞小动作；在完成课外作业时能抑制自己去玩的兴趣。某个小干部可能是为了完成老师的委托，也可能是出于自己内心的责任感，耐心地帮助一个比较后进的同学。尽管从内心情感上来说，他并不喜欢这个同学，但在行动上他仍然会努力去接近、帮助他，原因就是受到了一种较高、较稳定的道德情感的调节和支配，促使自己的思想、行为要符合高尚的道德要求。

由于学龄儿童情感控制能力的增强，他们开始体验到诸如悔恨、内疚、嫉妒等更复杂的情感。同时，情感表达手段也更为丰富多样。例如，幼儿对不高兴的事情，往往是又哭又闹；而小学生则可能会侧过脸去，以表示他们的厌恶情绪。学龄期儿童情感的表露也较隐蔽、深沉一些。例如，小学生当着老师的面在父母面前撒娇的情况就很少发生。

（二）情感的稳定性逐渐增加

幼儿及小学低年级儿童的情感极易随情境而变化。例如，在与同伴的交往中，他们常常因为一点小的事情使友谊破裂，但破裂的情感很快又恢复；在课堂上回答不出教师的提问可能会哭起来；生动、活泼的课外活动往往能引起他们积极的情感状态。此外，他们的情感还带有短促的、爆发性的特点。观察显示，学龄初期儿童对重大事件往往只表现出持续时间较短的激情，而不能长时间保持这种情绪体验。这些都表明，低年级儿童的情感稳定性是比较差的。俗话说："孩子的脸，六月的天"，就是说明儿童的情感变化很快。儿童情感不稳定、变化快，一方面同他们对事物的认识缺乏稳定的态度有关，另一方面也同儿童易受感染、易受暗示有关。

随着儿童知识体验的不断丰富，学龄儿童情感的稳定性逐步增强。到了中、高年级，学龄儿童不会再因刺激或情境的变化而很快改变自己的情感，产生的体验也就比较持久稳定。例如，同学之间不会因为一点小事就感情破裂；一个成绩一贯优秀的小学生，由于受一次考试偶然失败的打击，可能一段时间都或多或少地保留这种不愉快的心情。

学龄儿童的情感容易变化，因而可塑性也比较大。在好的教育条件和情感感染下，儿童可以形成健康的情感；而在不良的环境的感染下，儿童也会形成不健康的情感。例如，恶作剧、幸灾乐祸、虚荣心、嫉妒心、任性，等等。在学龄时间注意纠正这些不健康的情感是非常必要的。

（三）情感体验的内容不断丰富

随着小学儿童活动范围的扩大，学龄儿童情感体验的内容也不断丰富。学前儿童的情绪主要与生活需要的满足及游戏活动直接联系，小学儿童的情感则同整个学校活动、学习活动相联系。他们不但体验着游戏带来的欢乐，而且体验着学习的成败所带来的快乐和沮丧。得了好分数使他们欢欣鼓舞，得了坏分数使他们垂头丧气。此外，在班集体活动中，儿童体验到人与人、人与集体、人与社会的复杂关系。在良好的同学、师生交往中体验到团结、友爱、互助、荣誉感、责任感、进取心等积极情绪。适当的、力所能及的劳动可以使学生体验到改变环境、改造自然的愉快，培养儿童对劳动的热爱。儿童在各种文艺、音乐活动中，发展美感。儿童在各科的教学中，形成新的技能，也会使儿童产生相应的情感体验。由于知识经验的逐步积累，学龄儿童情感也获得了进一步的分化。如笑，学龄期儿童除了会微笑、大笑以外，也学会了羞涩地笑、嘲笑、冷笑、狂笑等。

（四）情感的深刻性不断增加

学龄期儿童情感体验的深刻性表现在以下两个方面：

第一，学龄儿童表现出由对个别具体事物产生的情感逐渐转化为对社会、对集体关系产生的情感。例如，同是惧怕，幼儿可能是怕黑、怕打针等，而学龄儿童则主要是怕做错事受批评、怕考试成绩不好受嘲笑等；同是愉快，幼儿可能是因为分得玩具、糖果等，而学龄儿童主要是由于获得好的考试分数、做好事而受到老师表扬。幼儿之间的互相友爱，在较大成分上是模仿成人的生活，是为了能够和大家在一起玩。谁爱跟我一起玩，我就喜欢他；他不给我好书看，我就不喜欢他。小学生之间的互相友爱，则更多是出于责任感和义务感，出于必须履行某些生活准则。我喜欢他，是因为他学习好，常为集体做好事；我讨厌他，是因为他不守纪律。

第二，情绪体验的深刻性还表现在学龄期儿童情绪体验逐渐从由对事物的外部特征引起转向由事物的本质特点所引起。例如，低年级儿童和幼儿对老师的热爱，常常与老师的相貌、仪表，对学生是否和蔼可亲的态度有关，而到中高年级之后，儿童就更多地以老师教学的水平和教学艺术为转移。如讲课是否容易听懂，内容是否生动有趣等。此外，儿童也开始考虑到教师教学的态度是否负责，教师的人品如何，等等。

（五）高级的社会性情感逐步得到发展

高级情感是指直接与人的社会性需要相联系的情感，包括道德感、理智感和美感。

道德感，是关于一个人的言论、思想和行动是否符合社会的道德标准和需要而产生的情感。学前儿童已经有了爱"好人"、憎"坏人"的情感，这种爱憎的情感往往是对事物的直接体验而形成。小学儿童的道德感逐步同一定的道德评价联系起来，小学时期，在爱父母、爱老师、爱同学的基础上就逐步形成了爱人民的情感，在爱家庭、爱学校、爱家乡的基础上就逐步形成了爱国主义的情感。通过集体生活，学龄儿童的集体荣誉感、责任心等也逐步发展起来。学龄儿童的道德感虽在不断发展，但他们还在不同程度上存在着好逸恶劳、幸灾乐祸，对国家空洞的爱、嫉妒、自卑等现象。

理智感的原始形式就是对周围事物的兴趣，以后表现为对新鲜事物的好奇，逐渐发展为求知的愿望以及对真理的追求。幼儿已表现出一定的求知欲，他们喜欢提出许许多多的问题，但大多是比较肤浅的问题，常常是生活中简单的、具体的事物。如"这是什么"等。而学龄期儿童的好奇范围已扩展，问题的深度增加，如更多问"为什么？""怎么样？"以探究事物的究竟。高年级学生还喜欢自己进行观察或亲自动手去探索知识。例如，看钟表为什么会走动，树上是什么虫在叫，模型飞机怎样飞得高，等等。他们喜欢阅读文艺作品或科技读物，并逐步形成了对某些学科的兴趣。

早在2—3岁的幼儿，美感就开始发生、发展，在绘画、音乐、舞蹈、阅读等活动中，逐渐发展了幼儿的美感。但幼儿通常只是从事物外表颜色的鲜艳、形象的美观等来体验美的感受，他们还没有掌握美的标准。学龄期儿童的美感在绘画、音乐舞蹈等作业中，逐渐发展起来。学龄儿童的美感有它自己的特点：他们主要是针对作品的内容，所感兴趣的是电影和绘画中的一些具体人物形象，但很少注意作品艺术的评价。例如他们在看演出时，喜欢看正面人物，认为他是美的，而憎恨反面人物，认为他是丑的，而对演员演技的好坏，就不会欣赏了。

三 学龄期儿童的动作发展

学龄期儿童的骨骼系统仍迅速地繁殖，随着骨骼的繁殖，他们的肌肉大小及力量都逐渐增加，特别是手部小肌肉群发展迅速，儿童6岁时手脚还不够灵便，到9—10岁时，由于神经纤维的进一步髓鞘化，加强了神经冲动传导的绝缘性，加强了大脑中枢对肌肉运动的控制，动作的灵活性、协调性都有了更进一步发展。另外，由于身体力量和耐心的增加，学龄儿童的肌肉运动已变得十分平稳协调，如经过训练，能自觉地表演各种完美优雅的运动技巧。但是也应看到学龄期儿童的骨骼肌肉系统还未达到成人的水平，特别是关节软骨较厚，韧带薄而松弛，肌肉力量也较差，因此运动活动不能过量，并且要注意保护，防止脱臼、骨折等意外事故的发生。

在学龄期，运动和知觉—运动能力迅猛发展，学龄儿童能够进行持久的、竞争性的运动而不感到疲劳。从6岁到12岁，儿童基本的运动技能仍稳步地改善和发展。动作的力量增强了，如手抓握的力量稳步增强，男性优于女性；身体作出动作所需的时间短了，男孩仍优于女孩；平衡，也就是在静止或运动中，儿童控制躯体的能力也在渐渐提高。

知觉运动的协调发展的一个重要意义表现在学习上。有些孩子在学习中表现出种种问题，尤其是阅读、写作和数学学习困难，究其原因并不在于孩子本身不认真、不努力、不用功，而是出于知觉、运动发展落后和知觉—运动不协调。研究表明，视觉发展与触觉、运动的知觉相关，运动能促进视觉的发展，视觉又是学习阅读和写作的关键。如果因为种种原因，如神经系统的障碍，情绪不安或经验缺乏，造成知觉发展方面的显著落后，那么儿童的智慧发展就受到了阻碍。因此，有必要在一切孩子入学前接受知觉发展方面的测验，以判断是否落后。如果发现孩子知觉发展落后，就应当及时做进一步的检查和测验，然后根据孩子的具体情况进行训练，提高孩子的运动技能和运动知觉。

表12-3、表12-4列出了0—10岁儿童的身高体重及心智发展的参考标准，家长可以根据自家孩子的情况有针对性地进行养育策略调整。

表12－3 世界卫生组织0—10岁儿童体格心智发育评价标准（女）

年龄	体重（kg）	身高（cm）	心智发育
初生	2.7—3.6	47.7—52.0	卧抬头，对声音有反应
1个月	3.4—4.5	51.2—55.8	伏卧抬头45度，能注意父母面部
2个月	4.0—5.4	54.4—59.2	伏卧抬头90度，笑出声、尖声叫、应答性发声
3个月	4.7—6.2	57.1—59.5	伏卧抬头，两臂撑起，抱坐时头稳定，视性能跟随180度，能手握手
4个月	5.3—6.9	59.4—64.5	能翻身，握住摇荡鼓
5个月	5.8—7.5	61.5—66.7	拉坐，头不下垂
6个月	6.3—8.1	63.3—68.6	坐不需支持，听声转头，自喂饼干，握住玩具不被拿走，怕羞，认出陌生人，方木能递交
8个月	7.2—9.1	66.4—71.8	扶东西站，会爬，无意识叫爸爸、妈妈，咿呀学语，躲猫猫，听得懂自己的名字，会摇手再见
10个月	7.9—9.9	69.0—74.5	能自己坐，扶住行走，自己熟练协调地爬，理解一些简单的命令，如"到这儿来"，自己哼小调，说一个字
12个月	8.5—10.6	71.5—77.1	独立行走，有意识叫爸爸、妈妈，用杯喝水，能辨别家人的称谓和家庭环境中的熟悉的物体
15个月	9.1—11.3	74.8—80.7	走得稳，能说三个字短句，模仿做家务，能叠两块积木，能体验与成人一起玩的愉快心情
18个月	9.7—12.0	77.9—84.0	能走梯，理解指出身体部分，能脱外套，自己能吃饭，能识一种颜色
21个月	10.2—12.6	80.6—87.0	能踢球，举手过肩抛物，能叠四块积木，喜欢听故事，会用语言表示大小便
2岁	10.6—13.2	83.3—89.8	两脚并跳，穿不系带的鞋，区别大小，能识两种颜色，能识简单形状
2.5岁	11.7—14.7	87.9—94.7	独脚立，说出姓名，洗手会擦干，能叠八块积木，常提出"为什么"，试与同伴交谈，相互模仿言行
3岁	12.6—16.1	90.2—98.1	能从高处往下跳，能双脚交替上楼，会扣钮，会折纸，会涂糨糊粘贴，懂饥、累、冷，会用筷，能一页页翻书
3.5岁	13.5—17.2	94.0—101.8	知道颜色，不再缠住妈妈，开始有想象力，自言自语

续表

年龄	体重（kg）	身高（cm）	心智发育
4 岁	14.3—18.3	97.6—105.7	能独立穿衣，模仿性强
4.5 岁	15.0—19.4	100.9—109.3	能说简单反义词，爱做游戏
5 岁	15.7—20.4	104.0—112.8	解释简单词义，识别物体原料
5.5 岁	16.5—21.6	106.9—116.2	开始抽象逻辑思维，自觉性、坚持性、自制力有明显表现
6 岁	17.3—22.9	109.7—119.6	想象力丰富，情绪开始稳定
7 岁	20.2—26.5	116.6—126.8	感知：有目的、有意识地知觉和观察能力，空间知觉，时间知觉不断发展；
8 岁	22.2—30.0	121.6—132.3	注意力：从无意注意逐步发展成有意注意，有一定的自制能力；
9 岁	24.3—34.0	126.5—137.8	记忆力：从无意记忆、机械记忆为主逐步发展为有意记忆、理解记忆为主；
10 岁	26.8—38.7	131.4—143.6	思维：由具体形象思维过渡到抽象逻辑思维

注：由于 2006 年 WHO 只公布了 7 岁以下儿童的发育标准，因此表中 0—6 岁儿童的身高体重采用的是 2006 年 WHO 标准；7—10 岁儿童的身高体重采用的是 1998 年 WHO 标准。

表12-4 世界卫生组织0—10岁儿童体格心智发育评价标准（男）

年龄	体重（kg）	身高（cm）	心智发育
初生	2.9—3.8	48.2—52.8	伏卧抬头，对声音有反应
1 个月	3.6—5.0	52.1—57.0	伏卧抬头 45 度，能注意父母面部
2 个月	4.3—6.0	55.5—60.7	伏卧抬头 90 度，笑出声、尖叫声、应答性发声
3 个月	5.0—6.9	58.5—63.7	伏卧抬头，两臂撑起，抱坐时头稳定，视性能跟随180度，能手握手
4 个月	5.7—7.6	61.0—66.4	能翻身，握住摇荡鼓
5 个月	6.3—8.2	63.2—68.6	拉坐，头不下垂
6 个月	6.9—8.8	65.1—70.5	坐不需支持，听声转头，自喂饼干，握住玩具不被拿走，怕羞，认出陌生人，方木能递交
8 个月	7.8—9.8	68.3—73.6	扶东西站，会爬，无意识叫爸爸、妈妈，咿呀学语，躲猫猫，听得懂自己的名字，会摇手表示再见
10 个月	8.6—10.6	71.0—76.3	能自己坐，扶住行走，自己熟练协调地爬，理解一些简单的命令，如"到这儿来"，自己哼小调，说一个字

续表

年龄	体重（kg）	身高（cm）	心智发育
12 个月	9.1—11.3	73.4—78.8	独立行走，有意识叫爸爸、妈妈，用杯喝水，能辨别家人的称谓和家庭环境中的熟悉的物体
15 个月	9.8—12.0	76.6—82.3	走得稳，能说三个字短语，模仿做家务事，能叠两块积木，能体验与成人一起玩的愉快心情
18 个月	10.3—12.7	79.4—85.4	能走梯，理解指出身体部分，能脱外套，能自己吃饭，能识一种颜色
21 个月	10.8—13.3	81.9—88.4	能踢球，举手过肩抛物，能叠四块积木，喜欢听故事，会用语言表示大小便
2 岁	11.2—14.0	84.3—91.0	两脚并跳，穿不系带的鞋，区别大小，能认识两种颜色，能识简单形状
2.5 岁	12.1—15.3	88.9—95.8	独脚立，说出姓名，洗手会擦干，能叠八块积木，常提出"为什么"，试与同伴交谈，互相模仿言行
3 岁	13.0—16.4	91.1—98.7	能从高处往下跳，能双脚交替上楼，会扣钮，会折纸，会涂糨糊粘贴，懂饥、累、冷，会用筷，能一页页翻书
3.5 岁	13.9—17.6	95.0—103.1	知道颜色，不再缠住妈妈，开始有想象力，自言自语
4 岁	14.8—18.7	98.7—107.2	能独立穿衣，模仿性强
4.5 岁	15.7—19.9	102.1—111.0	能说简单反义词，爱做游戏
5 岁	16.6—21.1	105.3—114.5	解释简单词义，识别物体原料
5.5 岁	17.4—22.3	108.4—117.8	开始抽象逻辑思维，自觉性、坚持性、自制力有明显表现
6 岁	18.4—23.6	111.2—121.0	想象力丰富，情绪开始稳定
7 岁	19.1—26.0	115.1—126.2	感知：有目的、有意识地知觉和观察能力，空间知觉，时间知觉不断发展；
8 岁	21.4—30.2	120.4—132.4	注意力：从无意注意逐步发展成有意注意，有一定的自制能力；
9 岁	24.1—35.3	125.7—138.7	记忆力：从无意记忆、机械记忆为主逐步发展为有意记忆、理解记忆为主；
10 岁	27.2—40.9	131.5—145.1	思维：由具体形象思维过渡到抽象逻辑思维

注：由于 2006 年 WHO 只公布了 7 岁以下儿童的发育标准，因此表中 0—6 岁儿童的身高体重采用的是 2006 年 WHO 标准；7—10 岁儿童的身高体重采用的是 1998 年 WHO 标准。

第三节　学龄期儿童的脑功能开发

一　脑功能开发的可能性

在过去的一个世纪，脑科学和心理科学取得了巨大的进展，其中一些研究成果对目前的学校教育、教学工作有着重要的启示作用。

例如，脑的高级功能主要是后天形成的，并且脑的可塑性持续终生。这就意味着，不存在绝对的先天预成智力，也不存在单一性的智力，心智的结构是多元的。学校教育对于儿童大脑的开发有着绝对重要的作用。

再例如，脑的发育存在着关键期。这提醒我们，要重视儿童的早期教育，注意儿童智力的早期开发。

还例如，人脑的140亿兆的神经突触的潜力尚需进一步发掘，儿童左右脑的均衡使用，对儿童的智力发展具有重要的意义。儿童青少年的记忆能力和全方位的新型学习方法的开发，不能只侧重于训练一侧的脑半球。大脑两侧半球的良好沟通、协调和相互联系，也有助于促进儿童青少年心理健康向着良好的方向发展。

同时，脑科学家指出，脑的重量不到人的体重的2%，而需要消耗的能量却需要占到人体营养的15%—20%。这提醒我们要对儿童的大脑提供充分的营养素补给，以保障儿童的大脑处于健康状态，使大脑的信息加工活动变得更有效率。

二　多元智力与脑功能开发

美国哈佛大学心理学教授加德纳曾花数年时间分析了大脑和大脑对教育的影响，并提出了多元智能的概念。加德纳认为，传统智力理论认为语言能力和数理逻辑能力是智力的核心，这种对智力的定义过于狭窄，未能正确反映一个人的真实能力。事实上，从解决问题的角度来看，我们每个人都拥有八种主要智能，即语言智能、逻辑—数理智能、空间智能、运动智能、音乐智能、人际交往智能、内省智能和自然观察智能。具体描述如下：

（一）语言智能

指的是人们读、写和灵活运用词语进行交流的能力。这种能力在作家、诗人、记者、演说家、政治家、说书人的身上得到了高度发展。具有较高语言智能的人通常喜欢听、读、说、念、写，能轻松地拼写，喜爱文字游戏；语言和文字有条理、有系统、有推理能力。

提高语言智能的方法可以有如下几种：

①读故事、讲故事、写故事；②猜谜语、玩文字游戏和拼写游戏；③采访和写日记；④演幽默小品和小话剧；⑤编辑出版黑板报和校内报刊；⑥参加讨论和演讲；⑦使用计算机和文字处理；⑧把读、写、说与其他学科的学习结合起来，提倡大声读，大声讲，快速读和流利地讲。

（二）逻辑数理智能

是指人们的推理和计算能力。该智能通常在科学家、数学家、统计学家和法官、律师身上得到充分体现。这样的人的智力特点有：讲求精确、喜欢计算；倾向于运用逻辑推理、喜欢抽象思维；倾向于有条理地做笔记、喜欢以逻辑的方式做实验。

提高逻辑数理智能的方法有：①分析和解读数据；②运用推理和演绎思维；③鼓励自己解决难题，并且允许事情逐步地进行；④多做预测，并且设法证明；⑤鼓励自己设计实验；⑥用电脑进行计算，做有关数学方面的电脑游戏；⑦把逻辑—数学能力融入其他学科领域的学习。

（三）空间或视觉智能

空间智能强调人对色彩、线条、形状、形式、空间及它们之间关系的敏感性很高，感受、辨别、记忆、改变物体的空间关系并借此表达思想和情感的能力比较强，在雕塑家、画家、建筑师、航海家、驾驶员和发明家身上有明显的表现。此类人群的特点是：用图像思维，用图像记忆；富有想象力，善于创造内心的意象；对空间位置很敏感，有"完形"感；喜爱素描和雕塑，喜爱书法；能轻松地看地图、交通图和其他指示图；有很好的色彩感觉；善于根据场景寻找路径、记忆路径。

提高空间或视觉智能的方法有：①画写生画；②用立体几何模型或实物做模拟演示；③训练空间想象的能力；④在房间的墙上贴上标语、标志和图画；⑤运用电脑画图和演示动态图形；⑥在其他学科的学习中运用图像、录像和图表。

（四）音乐智能

主要是指人敏感地感知音调、旋律、节奏和音色等能力，表现为个人对音乐节奏、音调、音色和旋律的敏感以及通过作曲、演奏和歌唱等表达音乐的能力。在作曲家、演奏家、指挥家、音乐家和音乐爱好者身上高度发展。其特点为：对音高、节奏和音色很敏感；对旋律很有灵性；对音乐的复合结构很敏感；听别人唱一遍某个歌曲，便能全部重复演唱出来；对有节奏的抒情诗文有惊人的记忆力；对于音乐中的情绪力量很敏感；对于用音乐来描述事物有丰富的想象力。

培养音乐智能的方法有：①演奏乐器或加入合唱团；②通过音乐会来学习，通过歌曲来学习；③用音乐来改变你的情绪，用音乐来放松；④伴随着音乐来锻炼身体；⑤伴随优美的音乐构想画面或进行创造性思维；⑥在多媒体电脑上谱曲；⑦把音乐和其他学科的学习结合起来。

（五）身体运动智能

善于运用整个身体来表达想法和感觉，以及运用双手灵巧地生产或改造事物的能力，在演员、舞蹈家、运动员、机械师、外科医生和手工艺师身上这一智能通常表现突出。其特点有：能较好控制身体和操作客体；能较好地把握动作时间，有较快的动作反应；喜欢参加体育运动；喜欢触摸，喜欢操作，擅长手工；通过运动学习得最好，对于做过的事情比听过和观察过的事物记得更牢；善于模仿和记忆难度较大的动作；常常边听边玩，听课时间久了就会坐立不安。

培养身体运动智能的方法有：①经常参加体育锻炼、舞蹈训练和竞技比赛；②在自然科学和数学方面多动手，手脑并用；③练习打字和电脑操作；④利用工艺操作来学习；⑤利用打太极拳等来集中注意力；⑥在散步时，在头脑中复习一下功课；⑦把手脑并用与所有的课程学习结合起来。

（六）人际智能

指与他人相处的能力，是教师、政治鼓动家、销售人员、谈判专家比较多拥有的那种能力。其特点为：能够察觉别人的情绪和意图；喜欢人在一起，有许多朋友，性格外向；善于与人沟通交流，善于说服别人，有时善于操纵别人的情绪；善于谈判、善于察觉社会形势、善于求同存异；胸怀宽广、开朗。

培养人际智能的方法有：①以合作的方式进行学习活动；②利用休闲时间，多进行一些社交活动；③学习社交礼仪，学习人际交往中的语言技巧；④在你必须与人交谈以获得答案的场合，学会"察言观色"；⑤在群体中承担社会工作，通过为别人服务、为集体服务来学习；⑥参加与学习有关的聚会、沙龙，利用交往、交谈和讨论来学习；⑦通晓人际中的因果关系。

（七）内省智能

指的是洞察、了解自己和自我调节的能力，如社会工作者、心理医生。其特点为：能够极深地觉知自己的情感，也善于察觉别人的情绪；有自知之明，知道自己的能力和不足；对自己的价值和生活目的极其敏感，有较强烈的目标感、动机感；有直觉能力；善于调控自己内心的情绪；善于自我激励；在目标引导之下，能自我克制与目标不符的冲动和欲望。

培养内省智能的方法有：①通过辅导训练，学会察觉自己的情绪和调控自己的情绪；②花一些时间在内在反省上；③用个人的进步和成绩来消除学习心理障碍；④掌握自己的学习，在自我设定目标后，不受干扰地坚持下去；⑤学会精神放松，在放松时用"心理暗示法"建立积极的潜意识和信心；⑥经常进行个别谈心，特别是与亲密伙伴谈心；⑦家长和教师多用鼓励和赏识的教育方法，帮助孩子建立乐观、自信的情绪。

（八）自然智能

自然智能指的是对自然界的认识（如识别方向）和适应野外生活的能力，通常水手、旅行家和猎人在这一智能领域有出色表现。

在加德纳看来，传统智力理论过分强调语言智力和逻辑数理智力，致使我们对大脑学习潜力产生了一种不正常的、有局限的看法，世界各国大多数学校的教育也片面集中在这两种能力上，妨碍了儿童智能的提升。事实上，每个孩子都是一个潜在的天才儿童——只是经常表现为不同的方式，或者说只是具有不同特点的智能结构。每一个人都有他自己所倾向的学习类型。每位负责任的教师都应该学会发现每个学生的学习类型和智力结构的个性情况，主动去适应他，容许和鼓励每一个学生用他们全部的智力来学习，鼓励所有潜能的多方面发展。

三 情感教育与脑功能开发

最近的脑科学研究，突出了杏仁核在情绪反应乃至大脑整体结构中的关键作用，并强调大脑神经系统和行为系统的整合机能，进而提出"情感智力"和"情商"（EQ）概念，向那种狭隘的经典智力和智商

（IQ）概念提出了挑战。脑科学研究越来越多的证据表明：情感在人类学习中起着不可低估的作用，情感与认知并不是对立的两个过程，而应当理解为两个并行的过程，它们以特殊的方式联系在一起，对有机体有不同的意义或价值，都是脑神经整体功能的体现，反映出神经活动的效率。美国哈佛大学的行为与脑科学专家戈尔曼教授近年相继推出了两部力作，即《情感智力》［（*Emotional Intelligence*），1995］和《情绪脑》［（*The Emotional Brain*），1996］，对经典的智力概念提出了挑战。他认为我们具有两个大脑、两个中枢、两种不同的智力形式：理性的或情感的。人生成功与否，取决于这两者，不仅仅是智商（IQ），还有情感智商（EQ）与之并驾齐驱。美国纽约大学神经科学中心的脑科学专家勒杜已经发现情绪的神经通路在新皮质之外，专司情绪事务的杏仁核在大脑整体结构中作为情感中枢起关键作用，作为情绪前哨，杏仁核占据着优势，有能力造成大脑神经中枢"短路"。它对脑的功能，包括思维有着重要影响。"情感智力"在学习和推理中以及个性发展上有着举足轻重的作用。这一新概念把情感教育带入了学校，对学校功能重新定位，扩大了学校的教育使命，使情感与社会生活本身成为了学校教育的重要主题。

四　学校教育活动与脑功能开发

在学校教育中，语文、数学、科学、美术、音乐、体育等课程的设计与加德纳对人类智能的分类相吻合，如果能够有效利用课堂教学的实际，针对各科教学，采用不同的教学方法来开发学龄儿童的大脑功能，将会是非常有效的脑功能开发途径。

根据多元智力理论的观点，为了开发儿童的大脑潜能，在教学方法上，教师应拓展教学方法，采用多样化的教学策略。在传统的课堂中，教师以在讲台上讲解课文、板书、提问为主，而在注重多元智力的课堂中，教师改变以讲解为主的方法为多种方法并用，如空间的、音乐的等方法，创造性地结合多元智力的策略。

例如，在语文教学中，教师可以运用投影、录像、图画、配乐朗读和有感情的描述，来创设生动的情境，或者让学生把课文的内容用图画画出来或演示、表演出来，借以培养学生的理解和想象水平。同时，在观察景物、事物时，要求学生用准确的句子和词语表达出来。形象的产生和积累在右脑，把右脑中的形象转化为左脑的语言，才能用适当的词语表达出来。这是两个相互的过程，可以促进左右脑功能的发挥和协调发展。

再比如，美术教育。绘画是手与脑的综合训练，是技能与思维的综合训练。一位儿童教育专家写道："绘画，这一无声的语言，使语言表达能力欠缺的儿童，可以充分展示他的思想，为他的思维插上翅膀。"这句话道出了绘画对发展想象力的作用。因为想象力是右脑的功能，在我们的教育里，只是重视开发和发展了儿童左脑的功能，而使右脑的潜能未得到充分利用。音乐、绘画同属右脑的功能，通过培养音乐和绘画能力，可以开发我们艺术大脑的潜能，这样，使儿童做到"全脑"的发展，既思维灵活又想象丰富。音乐重在表"情"，它通过感情表达，来引起人们对一定生活情境的联想。音乐对人的情绪有着强烈的激发作用，它能够迅速、直接地引起人们的感情反应，支配人的感情。因此，以音乐激发联想，用美术形式表达联想的结果，是一种良好的教学方法。在学龄儿童美术教学过程中，以音乐配合创设情境，引起回忆，激发联想，可使学生的右脑得到充分开发。

不过，在应用多元智力理论及相关的教学策略时，教育工作者还应注意，学生在多元智力方面各有所长，所以对一些学生行之有效的策略对另一些学生却未必有效。例如乐感差的学生对说唱教学策略可能收效甚微；同样的，图画和想象教学策略对空间智力较强的学生很奏效，但对语言智力和身体运动智力较强的学生则效果不明显。因此，教育工作者应当吸收脑科学成果，经常变化教学策略，这样才能使每个学生所擅长的智力都充分运用到学习之中，收到最佳的教学效果。

五　校园环境与脑功能开发

脑的变化、学习和记忆及脑内神经元的联结程度取决于环境对大脑的刺激。脑科学研究发现，多姿多彩的环境刺激对早期大脑发展具有显著的影响。科学材料证实，大脑的生理变化是经验的结果，而大脑功能的水平在很大程度上取决于其工作时所处的环境状态，服从"用进废退"的规则，需要足够的环境刺激。要知道，人并不是生来就拥有一个功能完备、高效运转的大脑，大脑的逐渐成熟是一个人的遗传特征与外部经验交互作用的结果，也就是基因与环境交互作用的结果。人们在研究中已经认识到，引起脑内巨大变化的主要是有学习和记忆参与的活动而不只是体力活动，像课外愉快的交谈，有意义的交往，填字游戏和勤奋的阅读，都可以不拘一格地使人脑得到刺激。由于丰富的环境能影响大脑的发育和学习，并且在关键期更显得重要，因而对于教育工作者来说，很有必要为儿童创设一个多姿多彩的校园环境。

学校作为学龄儿童接触较多的一个环境，对儿童大脑的发展有着重要的意义。脑科学的研究表明，兴趣是最好的老师。对学校来说，让学生多多参加各种实践活动，是培养其大脑潜能的一个有效途径。例如，成立各种课外小组、兴趣小组，绘画组、摄影组可以培养学生的审美能力；航模组可以培养对材料的知觉能力；游泳球类小组，培养水感、球感；博弈小组培养对决策的知觉能力等。在各种兴趣小组的活动中充分挖掘儿童的潜能。

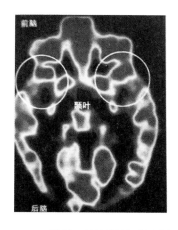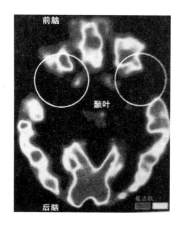

说明：兴趣是最好的老师，在愉快的环境中学习有助于提高学生的学习效率。脑科学的研究显示，个体在不同情绪状态下进行学习，大脑的激活区域和激活程度不同。在积极的情绪状态下，大脑的激活程度较高，学习效果更好。（资料来源：李蓓蕾，赖雅薇，2007）

图 12 - 2 积极和消极情绪状态下个体学习的脑成像图

据此，美国加利福尼亚大学伯克利分校脑科学专家担蒙德教授相应地提出了一整套建议，要求学校教育工作者：（1）给予儿童一个稳定的积极的情感支持；（2）提供一份营养食谱，充分满足儿童对蛋白质、维生素、矿物质、卡路里的需求；（3）刺激所有的感官，但未必都要同时进行；（4）创设一个宽松的氛围，消除过度的压力和焦虑，使之充满欢乐；（5）在儿童发展的不同阶段，向他们提出难度适中的一系列新奇的挑战；（6）大幅度地加强儿童活动的社会交往；（7）促进儿童在智力、身体、审美、社会性和情感领域的兴趣和能力得到全面发展；（8）为儿童提供自主选择和调整努力方向的机会；（9）营造一个快乐有趣的学习气氛，使儿童感受到学习的乐趣；（10）要让儿童成为主动的参与者而不是被动的观察者。这些建议涉及教育管理学、学校卫生学、教育心理学、教育社会学、教学论和教材教法研究等诸多领域的理论和实践，富有启迪。

第十三章 脑的可塑性与儿童发展的关键期

在身体各组织器官中，皮肤、肝脏、心脏、肾脏、肺脏和血液都在一定程度上可以产生新细胞来替代受损的旧细胞。但很久以来，人们一直相信，大脑和脊髓组成的中枢神经系统没有这种再生能力。

在大脑还没有发育成熟之前，当一部分脑组织受到损伤后，也许可以由另一部分脑组织来执行相似的功能。一旦大脑发育成熟（成年后），它就是一个稳定不变、如计算机般的机器，有着一成不变的记忆和信息处理能力。

然而，脑科学的最新研究成果颠覆了这种传统的观点：脑比我们过去所认为的更容易改变，而且这种改变能力甚至是终身的。

第一节 神经系统的可塑性

与其他哺乳动物相比，人类新生儿的能力很差，既不能跑也不能跳，而马、羊等动物的幼仔出生后却很快可以独立行走。但是短短几年的时间，人类婴儿就能够发展出远超过这些动物的智慧和能力。这说明人类婴儿出生时，神经系统的基本形态虽然已基本完成，但远没有成熟，神经系统结构和功能的完善主要是出生后进行的。

神经系统的这一发育特征决定了人类的神经系统具有更大的可塑性，对环境有更强的适应能力。

一 可塑性的概念

所谓神经可塑性（plasticity），是指神经系统在内外环境的作用下不断塑造其结构和功能的能力。

人类神经系统的可塑性主要表现在两个方面：一是神经系统的自我修复；二是依赖于经验的可塑性。

二　神经系统的自我修复

神经系统的自我修复是指，当神经系统的某个区域受到损伤后，神经系统的结构和功能会发生一系列的变化，包括神经新生、形成新的突触、邻近神经元的功能变化等，从而在一定程度上恢复神经系统的原有功能。神经科学的最新研究显示，神经系统具有自我更新、自我修复的能力，甚至大脑中已经发育成熟的一些区域也能够自我更新。

（一）神经新生

1970 年以后，神经科学家陆续在成年鸟类、非人类灵长类动物和人类的大脑中发现了新生的神经细胞，这种现象称为"神经新生"。

神经干细胞是胚胎发育初期遗留下来的原始细胞，是脑部新生神经细胞的源泉。在人的一生中，神经干细胞会不断分裂，产生新的神经元和神经胶质细胞（星形细胞或少突细胞）。

目前来看，神经干细胞主要出现在两个脑区：一个是脑室，即前脑中充满脑脊液的区域；另一个是海马，即边缘系统中状似海马的脑结构。

1. 产生新的神经细胞

大脑细胞的新生不是单一步骤能完成的。

首先，神经干细胞在大脑中定期分裂，产生新的神经干细胞和神经前体细胞。这些神经前体细胞未来会分化为神经细胞或神经胶质细胞。

其次，在分化之前，这些新生的神经前体细胞会从其母细胞中移走，从脑室迁移到处理嗅觉的嗅球。只有大约一半的新生细胞能够成功地迁移，剩余的则会死亡。

最后，那些存活下来的新生神经前体细胞，究竟会变成神经元还是神经胶质细胞，主要取决于它们所在的脑区。神经干细胞移植的动物实验显示，只有被移植回海马和嗅球的干细胞，才能分化为成熟的神经元；移植到大脑其他区域的神经干细胞通常不会分化成神经元，但可能分化成神经胶质细胞。

从神经干细胞分裂开始，到其子代细胞与功能性的大脑回路融为一体，大概需要一个月的时间。

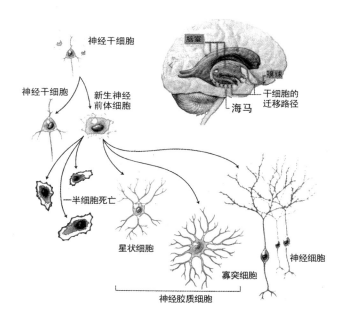

图 13 - 1　新生神经细胞的产生过程

（资料来源：《科学》2003 年第 11 期，第 29 页）

2. 神经生长因子

研究人员发现，神经新生受到被称为"生长因子"的多种天然分子的调控。正常成人的大脑会自行制造生长因子，并在某些情况下刺激产生新的神经细胞。

表 13 - 1　　　　　　　　**神经生长因子及其功能概览**

名称	功能
脑源神经营养因子（BDNF）	维持新生神经细胞的生存
睫状神经营养因子（CDTF）	保护神经细胞避免死亡
表皮生长因子（EGF）	刺激脑部干细胞分裂
纤维母细胞生长因子（FGF）	低剂量支持各种细胞的生存，高剂量诱导细胞增长
神经胶质细胞源神经营养因子（GDNF）	促进运动神经元长出新支；防止帕金森氏症中将死的细胞死亡

续表

名称	功能
神经胶质细胞生长因子－2（GGF—2）	支持神经胶质细胞的产生
类胰岛素生长因子（IGF）	帮助神经细胞和神经胶质细胞的产生
神经营养素－3（NT－3）	促进寡突细胞（一种神经胶质细胞）的形成

（资料来源：《科学》2003 年第 11 期）

研究还发现，经验能够调节细胞分裂的速度、新生神经元的成活以及与现存神经线路结合的能力。例如，从一个简易笼子移入一个带有转轮和玩具的大笼子的成年小鼠，其神经新生的程度会明显增加，其海马中细胞分裂的数量将近翻一番，新生神经元的数量也明显增加。

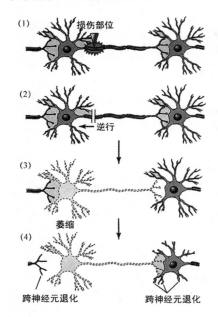

说明：上图显示了神经纤维受伤到溃变的全过程：（1）神经纤维的近端受伤；（2）（3）神经元的胞体和整个神经纤维都溃变消失；（4）溃变蔓延至与之联结的其他神经元。（资料来源：Pinel J.，2006）

图 13 - 2 神经纤维的逆行性溃变

这个结果提醒我们，无论是儿童还是成人，改变原有的生活习惯（如从事有规律的体力活动），或者增加新的生活经历（如学习、旅行），都可能是增强脑力、调节情绪（减轻抑郁）的一个好办法，因为这些经验可以促进神经新生。

（二）神经纤维的再生

20 世纪 60 年代，神经科学家已经证实了哺乳动物的神经系统拥有一些先天的再生能力。他们发现，成年动物脑部和周围神经系统神经元的轴突（或其主要分支），在受伤后能够有一定程度的复原。不过，最终能否复原则取决于损伤发生的位置。

如果神经纤维受到损伤的部位距离神经元胞体太近，就可能导致逆行性溃变，最终彻底摧毁神经细胞，甚至引起与之联结的靶细胞的溃变（见图 13 - 2）。

如果是神经纤维的远端受到损伤，由于受伤部位距离神经元胞体比较远，只会造成前行性溃变，即轴突的远端部分溃变消失，但神经元胞体仍具有生命力，与胞体相连的轴突残留部分将会再生，形成新的轴突（见图13－3）。在周围神经系统，受伤轴突的再生是很快的。

（三）突触再生

20世纪60年代以前，人们相信成年人不可能形成新的突触。一旦大脑停止发育，神经元之间的联结也就定格下来，不能再变了。但近来的研究表明，情况并非如此。大脑不仅能够在某些区域产生新的神经细胞，而且能够在脑细胞之间建立新的联系。

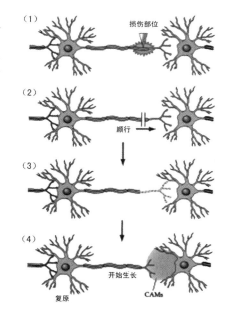

在一项动物实验中，研究者考察了成年鼠脑中风后运动功能的自然恢复过程，以及脑内神经元、突触数量和形态的变化。结果发现，脑中风后，大鼠左侧肢体完全瘫痪；1周以后，大鼠的运动功能开始改善；第3周有明显恢复，此后运动功能一直缓慢提高。另外，对大鼠脑组织的观测显示，脑中风1周时，皮质梗死边缘区的细胞、毛细血管、树突和轴突严重水肿，神经元胞体减少，轴突变性，突触解体，突触数目减少；3周时，梗死边缘区的水肿减轻，神经元胞体增多；

说明：上图显示了神经纤维再生的全过程：（1）神经纤维的远端受伤；（2）发生前行性溃变；（3）神经纤维的远端溃变消失；（4）在细胞黏着分子（CAMs）的帮助下，剩余的轴突再次生长。（资料来源：Pinel J．，2006）

图13－3　神经纤维的前行性溃变和轴突再生

6周时，梗死边缘区的突触数量增加，有新生的突触；到第9周时，梗死边缘区的突触数目明显增加，突触间隙变窄、突触活性区的长度增加、突触后膜致密物质增厚，同时脑的其他区域也有突触增加的现象，只是增加数量较少。

上述结果说明，脑梗死后运动功能确实存在着自然恢复的过程，而新突触的形成以及突触的结构、功能的变化构成了大脑功能自我修复的物质基础。

（四）神经元的功能可塑性

神经元的功能可塑性主要表现为功能的可变更性和代偿性。

1. 功能的可变更性

神经功能的可变更性是指，某些神经元的特殊功能可以变更。研究表明，一个特定的神经元将会在整个神经系统中发挥什么作用，在它产生之初是不确定的。在神经系统发育的初期（胎儿期），一个新的神经元产生之后，会立刻迁移到神经系统的特定位置（如大脑皮层的听觉区），并承担相应的功能（接收听觉信息）。

不过，就单个的神经元而言，它可能承担任何一种功能，其最终的功能取决于被迁移到了什么位置。例如，一个在正常情况下应该迁移到大脑听觉区的神经元，如果被移植到了视觉区，那么它将会分化成一个视觉神经元，而不是一个听觉神经元。也就是说，这个原本应该接收听觉信息的细胞将改变它的功能，和新的伙伴一起发挥新的作用（接收视觉信息），并且胜任。

对聋儿的研究发现，先天耳聋的人的听觉皮层可以加工来自视觉的信息。当呈现光刺激的时候，这些先天失聪的人的听觉皮层会出现电位活动；而呈现声音刺激时，该区域则没有相应的电位活动。也就是说，正常人的听觉皮层细胞在聋人的大脑中具有了感知视觉刺激的功能。行为研究也发现，先天失聪的个体在视觉任务上的表现比那些能听得到声音的个体要好，这说明这些额外的视觉联结对聋人的生活适应还是相当有帮助的。

2. 功能的代偿性

神经功能的代偿性是指，在神经元损伤后可由邻近的神经元代替行使职能，从而使功能得以恢复。例如，中枢神经系统受损后，在经验和训练的作用下，邻近神经元的结构可能发生改变，如轴突绕道投射、树突出现不寻常的分叉，或产生非常规的神经突触，从而形成新的神经回路，达到功能代偿的目的（见图13-4）。

传统的观点认为，经过一年之后，中风患者的功能就根本不会恢复了。但是20世纪80年代，一些研究者发现，那些由于中风而丧失运动功能的人是有可能学会再次使用他们的肢体的，甚至包括20多年前就

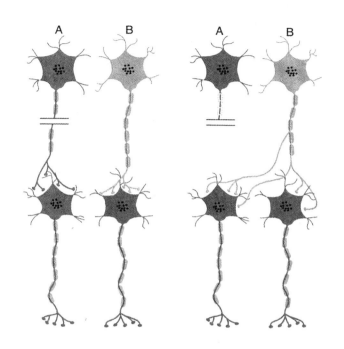

说明：上图中，神经细胞 A 和 B 原本有各自的靶目标，细胞 A 受伤溃变后，细胞 B 生长出新的分支，与细胞 A 的靶细胞建立联结，形成了一个新的神经回路。（资料来源：Pinel J.，2006）

图 13 - 4　神经细胞的功能代偿

中风的病人。实验中，研究者采用"约束—诱导"（CI）运动疗法来治疗中风患者，即限制中风病人的正常手臂的活动，让病人密集训练瘫痪手臂，一天数小时，一连两个星期。结果发现，在这种训练下，受试者的大脑图像发生了变化，与受损脑部位相邻的大片新皮层区域被动员起来了，有些病人因而能够再度有效地使用其手臂。

上述研究表明，神经系统确实具有一定的自我更新、自我修复的能力。新的神经细胞形成，轴突再生，以及突触数量、结构和功能的变化等，共同构成了神经可塑性的物质基础。

三　经验重塑大脑

"可塑性"是现今神经科学界用得比较乱的一个词。它被用来描述大脑中发生的几乎任何变化，从化学层次上的变化到新的神经元形成，乃至脑区的"功能重划"。不过，从根本上来讲，神经可塑性的产生或消失都是发生在突触这一层次上的。

在神经系统发育的过程中，那些没有和其他神经元建立联系（没有形成突触）的神经元会逐渐凋亡，而那些曾经建立了联系却没有得到经验强化的突触联结也将逐渐消亡。这就是神经系统的"剪枝"。

神经发育的这一过程被认为是一个高度适应的过程，它不仅能使神经系统变得更加精练，神经活动变得更加顺畅，而且大大减少了大脑对能量的需求。个体的经历决定了哪些"分支"被保留，哪些被剪除。

（一）突触的经验可塑性

突触是神经元通过神经递质彼此沟通的场所。个体的经历影响突触的数量、结构和功能，涉及突触联结的所有重要的环节——树突的成长，树突棘的形成，突触的选择，甚至是髓鞘化，都能够被个体的经历所影响。

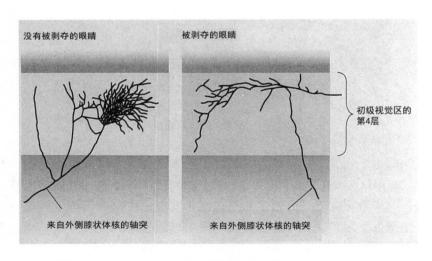

说明：负责加工来自被剥夺视觉刺激的眼睛的信息的神经元轴突（右边）的分支数量明显少于正常眼的。

图 13 - 5   单眼剥夺对投射到视觉皮层的轴突结构的影响

以往的大量研究表明，出生后生活在复杂环境中的动物，大脑皮层的突触数量要明显多于生活在贫乏环境中的同类。最近的研究则发现，甚至在正常的生活环境中，成年动物大脑内的树突棘也会因为经验不断改变形状（见图 13－6）。

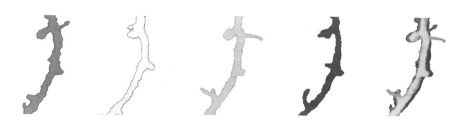

说明：从左至右四张图片是在活鼠大脑内每隔一天拍摄的。最右侧的图像显示的是重叠后图像，其中白色部分表示没有发生变化的区域，灰色部分是发生了变化的区域。由图可见，经验对突触的塑造作用非常大。（资料来源：《科学》2003 年第 11 期，p. 32）

图 13－6　树突棘的形状每天都在变

研究还发现，丰富的经历和有规律的运动能够促进新的突触形成。在电影中饰演超人的美国演员里夫，在骑马时损伤了他的脊柱，导致躯体瘫痪（大脑皮层与肢体的感觉运动联结中断）。在多年坚持不懈的锻炼之后，虽然里夫在他 50 岁时没能如愿站起来，但是已经恢复了部分的手脚活动，并能用双腿推东西。他的康复让神经系统学家大为吃惊：经过那么长的时间，脊髓与大脑又重新产生了广泛的联结！

（二）皮层功能的可塑性

我们知道，大脑皮层是大脑的外面部分，人类负责感知运动、语言和推理的脑区就位于皮层内。大脑皮层分为若干区域，分别接受并处理感知、运动及其他信息。新的发现表明，皮层功能区的划分可以通过经验重塑。

以视觉皮层为例。在视觉发展的第一个阶段，表征每只眼睛的轴突会互相渗透，突触形成区域相互交叠；在强化阶段，电位活动的情况将使表征两只眼睛的区域逐渐区分开来。最后，在初级视觉区会形成条纹状的区域，分别表征了左眼和右眼。但如果在视觉发育的关键期内，一只眼睛被剥夺了视觉，那么另一只眼所占的区域就会扩大，视觉区条纹的形态相应发生改变（见图 13－7）。

在另一项研究中，研究人员切断了几只猴子的手臂神经。若干年后，科学家对这批猴子进行了研究，结果发现，原先接收现已残废的手臂信息的脑区,现在正在接收来自面部的信息。这一结果说明,这些猴子的大脑皮层出现了大规模的重组。

对人类的研究也提供了类似的证据。研究发现,在失去一只手的人身上,以前负责处理来自该肢体的信息的大脑部位可以为肢体的残余部分或面部工作(见图 13 – 8)。对于弦乐器演奏者来说,其控制弹奏的那只手的皮层部位比控制另一只手的皮层区域要大,而最常用的手指占据的皮层区域也最大。当盲文读者在用手指触摸盲文的凸点时,其视觉皮层就被激活。

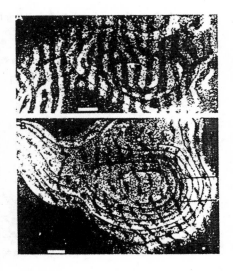

说明:上图是一个正常的猴子的视觉皮层,图中黑色条纹负责接收左眼的信息,白色条纹负责接收右眼的信息,黑白条纹的宽度相当。下图是一个剥夺了左眼视觉的猴子的视觉皮层,可以看出,白色条纹明显比黑色条纹要宽。(资料来源:Wiesel,1982)

图 13 – 7　视觉剥夺影响了动物视觉皮层的形态

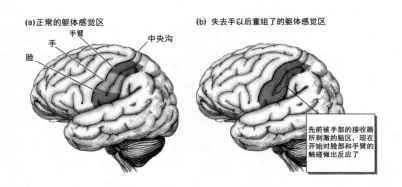

说明:正常人的躯体感觉区中,加工手部信息的脑区(左图中间浅灰色部分)位于面部(下方深灰色部分)和手臂(上方深灰色部分)的加工区之间。右图是一个失去一只手的成年男子的躯体感觉区,可以看到,感觉区被重组了,先前表征手部信息的脑区现在被面部和手臂占据。(资料来源:Yang et al,1994)

图 13 – 8　皮层感觉区的重新划分

234

第二节 关键期与脑的可塑性

尽管人类的神经系统终身都具有可塑性，但是可塑的程度并不是恒定的。随着年龄的增长，神经的可塑性会逐渐降低。

在那个著名的狼孩的研究中，狼孩卡玛拉自7—8岁时回到人类社会，经过了近10年的精心培养和训练，仍未能很好地适应人类社会的生活。到17岁死去时，卡玛拉只学会了少量的词汇，智力仅相当于4岁儿童的水平。相反，日本人横井庄一在第二次世界大战中逃进深山，野居28年后回到人类社会，而他只用了81天的时间，就恢复和适应了正常人的生活。

为什么卡玛拉脱离人类社会只有七八年，横井整整脱离了28年，但前者却没有后者适应得快呢？一个很有力的解释就是，卡玛拉是在生命早期脱离了人类的环境，她错过了学习人类典型的社会生活的关键期（critical periods）。

一　什么是关键期

所谓关键期，是指在个体成长中的某一段时期，机体的成熟程度正好适合某种行为或能力的发展。如果此时没有得到适宜的刺激和学习机会，那么以后该种行为将不易建立，甚至一生无法弥补。

例如，个体出生后的头5年是视觉发展的关键期，4岁以前则是母语学习的关键期。如果在这段时间里，没有适当的视觉刺激或语言环境，个体的视觉和语言能力将难以发展。上文中的卡玛拉就是这样一个典型的例子。

二　关键期的研究

关键期的发现，始于对动物行为的研究，以后才扩展到对人类行为的观察和解释。

20世纪上半叶，奥地利的生物学家劳伦茨在对动物行为观察的基础上，首先提出了印刻（imprinting）概念。印记是指个体出生后不久的一种本能性的特殊学习方式。这种印刻式的学习，通常在出生后极短的时间内完成，一旦习得就不易消失。劳伦茨等人发现，刚孵出的雏鸭，对初次见到的活动对象（母鸡、人、自动玩具等），很快就会学到与之亲近，主动跟随该对象四处活动，就像跟随母鸭一样。但如果孵出时间较久才接触到外界的活动对象，就不会出现印刻现象。

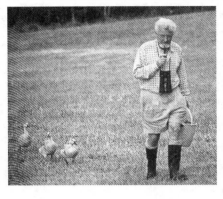

图 13 - 9　印刻现象

劳伦茨的研究得到后来许多学者的研究证实，而且在其他动物身上也发现有类似印刻现象的发育关键期存在。

例如，有研究者考察了蝌蚪习得游泳技能的关键期。发现，如果将刚孵化出的蝌蚪放在麻醉溶液中，8 天内取出的话，蝌蚪仍能够学会游泳；但如果超过 10 天，蝌蚪就会丧失游泳能力。

60 年代初，神经生理学家 Hubel 和 Wiesel 的研究证明视觉的形成存在关键期。在实验中，他们将刚出生的小猫的眼睛缝住（剥夺视觉刺激）。结果发现，这样的经历对小猫视觉皮层的结构和功能都产生了很大的影响。实验还发现，将刚出生的小猫或猴子的一只眼睛遮住一段时间，它们的双眼将无法协同工作，因为遮盖影响了视觉皮层上双眼视觉神经元的发育，而这些神经元对于形成深度视觉和高的视敏度很重要。图 13 - 10 中，图 A 显示的是正常的成年猫的视觉皮层。可以看出，皮层上的大多数视觉细胞同时对两只眼睛作反应（在经验作用下变成双眼视觉细胞）；图 B 显示出生后被剥夺了单眼视觉的猫的视觉皮层，可以看出，由于缺少来自视觉刺激，被剥夺视觉的那只眼很快失去了与视觉皮层的联结（很少有细胞会对它作出反应），如果剥夺的时间够长，那只眼睛就会失明；图 C 显示单眼斜视的猫的视觉皮层，由于视觉信息无法到达双眼视网膜的共同反应区，因此皮层上的视觉细胞只能对一侧（这只或那只）眼睛做出反应，无法变成双眼视觉细胞，导致深度知觉很差；图 D 显示出生后双眼视觉剥夺的猫的视觉皮层，由于两只眼睛对皮层的输入信息量相当，所以对视觉皮层上功能细胞的分布的影响反而比单眼剥夺小，但是剥夺时间过长同样会造成永久性的双目失明。

但是，研究人员发现，将出生后三四个月的小猫，或者成年猫的眼睛缝上，就没有那么强的破坏性，猫的视觉区条纹的形状不会发生大的

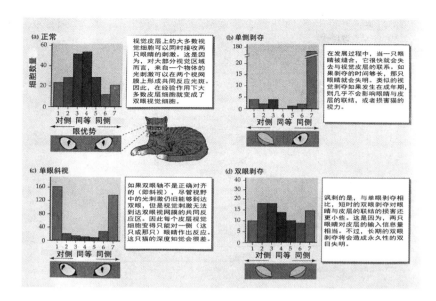

说明：图中纵坐标是对视觉信息做出反应的细胞数量，横坐标是反应等级，
1 代表只对对侧眼做反应的细胞群，2 代表主要对对侧眼做反应的细胞群，4 代表
同时对两只眼做反应的细胞群，7 代表只对同侧眼做反应的细胞群，依此类推。
（资料来源：Wiesel & Hubel，1965）

图 13 - 10　视觉剥夺对猫的视觉皮层反应细胞的影响

改变。这说明大脑仅仅是在特定的时间内（关键期）需要适当的刺激
来帮助建立神经网络。一旦突触的修剪完成，如视觉区的条形纹形成
后，皮层结构就不会再发生巨大变化了，刺激剥夺的影响力下降。

三　人脑发育的关键期

与动物一样，人类也存在大脑完善其功能的"机会窗口"。脑科学
的研究表明，在人脑的发育中同样存在关键期。在这一时期，脑在结构
和功能上都具有很强的适应和重组能力，关键期内适宜的刺激和经验是
感觉、运动、语言及其他脑功能正常发展的重要前提。

（一）视觉关键期

视觉发育的关键期指的是，从视觉突触开始形成，到强化突触联结
这段时间。在此阶段，视觉经验对视觉的发展有很强的塑造作用。总体
来说，人类的视觉关键期比小动物长很多，两岁以内婴儿的视觉能力具

有最大的可塑性（见图 13 - 11）。这种可塑性可以一直延续到8—9 岁，只是可塑性的程度比两岁以前低一些。

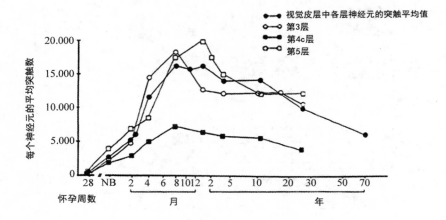

说明：上图显示的是人类视觉皮层的各层神经元拥有的平均突触量，最高峰时每个视觉神经元拥有的突触数高达15000 个。由于多余突触的存在是神经具有可塑性的前提，因此研究者通常将执行某种神经职能的突触数量达到高峰的时期视为发展的关键期。从图中可以看出，人类视觉发育最具可塑性的年龄是两岁以内。
（资料来源：Huttenlocher，1990）

图 13 - 11　视觉皮层神经元拥有的平均突触数量随年龄变化

研究证明，人类的婴儿如果从出生起就缺乏有效的视觉刺激（如先天白内障），将会导致本来用于处理视觉信息的脑细胞萎缩，或转而从事其他任务。如果视力在 3 岁时还不能得到恢复，就可能导致永久失明。

需要注意的是，由于婴幼儿时期是视觉发展的关键期，适宜的视觉刺激对视觉能力的发展至关重要，因此在这一阶段如果一只眼睛因治疗的需要被遮盖，那么在治疗结束后，应当将另一只眼睛也遮盖一段时间，以免造成弱视或其他的视觉功能失调。

（二）语言关键期

人类语言的获得同样存在关键期。

研究表明，2—3 岁是口头语言发展的关键期，在正常的语言环境中，这个时期的儿童学习口语最快，最牢固；4—5 岁是儿童学习书面语言的最佳期；儿童掌握词汇能力在5—6 岁时发展最快。如果在青春期以前，儿童没有接触到正常的语言环境，其左半球的语言潜能就会消失。

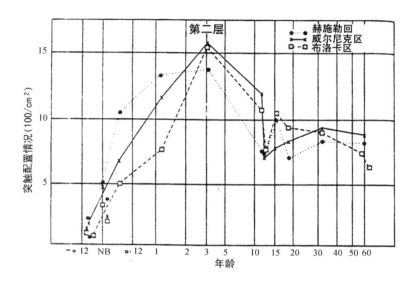

说明：上图显示了对语言发展有重要作用的三个皮层区域的突触发展情况。图中点线表示的是听觉皮层（赫施勒回）的突触密度，实线表示的是言语听觉区（威尔尼克区）的突触密度，虚线表示的是言语运动区（布洛卡区）的突触密度。从图中可以看出，人类语言发展最具可塑性的年龄是3—5岁。（资料来源：Huttenlocher，2002）

图13－12　言语区的突触密度随年龄变化的情况

专栏：语言习得的关键期与第二语言的学习

随着当今社会国际交流的增多，掌握两种及以上语言的人也在增加。这为语言教育提出了新的课题：什么时间是学习第二语言的最佳时机？年幼的儿童学习第二语言会不会干扰对母语的掌握？目前，对这些问题还没有一个肯定的答案，但是现有的研究成果可能会给我们一些启发。

在一项研究中，研究者考察了移民美国的中国人和韩国人对英语语法的掌握情况。结果发现，被试对语法的掌握水平取决于他（她）移民美国的时间，而不是接受语言训练的时间、动机或态度，也不是在美国居住的总的时间。具体来说，那些六七岁以前就移民美国的被试，在语法、语感上的表现可以和本地人几乎一样

239

好；其他被试的表现则随移民时的年龄递减，6—7 岁移民者比 8—10 岁移民者的表现好，8—10 岁移民者比 11—15 岁移民者的表现好。如果移民时年龄超过 17 岁，测验的成绩就不再受年龄影响，即 18 岁和 28 岁移民的被试的表现没有差异。

对美国聋儿的一项研究也发现，接触语言的年龄影响对语言的掌握程度。该研究中所有的被试都具有 30 年以上的使用手语的经验，因此，运用手语的熟练度没有差别，但他们对语法规则的掌握水平不同。只有那些一出生就接触手语的人（父母也是聋人），才能够灵活自如地运用"美国手语"中所有的语法规则；在学前期（4—6 岁）开始学习手语的人，也能够很好地运用语法规则，但是表现不及前者好；那些 12 岁以后才开始学习手语的人，在运用手语时通常不大能遵守语法规则。

以上研究结果证明，人类语言的习得存在关键期。6、7 岁以前，儿童的大脑对语言的习得能力最强，特别是对语法的规则和逻辑。超过这个年龄，掌握的程度会随年龄递增平稳下降。在成年早期（17—18 岁），语言习得的关键期结束。这意味着如果一个人成年以前一直生活在没有任何人类语言的环境中，那么他（她）将无法再习得语言。所以，专家建议那些怀疑孩子有听力问题的家长，要尽早开始听力训练，最好能在 4 岁以前（语言习得的黄金时期）开始。

一些神经科学家认为，人类语言习得能力的这种变化可能与脑的可塑性有关。现代神经科学的研究证明，在个体的生命早期，"大脑激增"导致了数量巨大的神经联结的形成，脑的可塑性非常强。3—4 岁时，儿童的突触数量达到高峰，几乎是成人的两倍。这就为他们学习和记忆新的经验（包括新的语言）提供了极大的可能性，因为有足够多的"多余"突触可以用于新的语言的学习。大约在 10 岁的时候，突触的"剪枝"开始，一些没有使用过的突触联结会逐渐萎缩和死亡（被修剪掉），大脑的可塑性降低，个体学习和掌握新的语言的能力也随之下降。到青春期结束的时候，脑中大部分的神经回路已经建立、稳固下来，并且神经纤维的髓鞘化也基本完成。这意味着脑的言语区中可以用来学习新语言的神经细胞和突触会很少，人脑可能需要使用或发展别的神经组织来负责新语言的学习，因此学习效率和效果都较青春期以前要差。

综上所述，就第二语言的学习来说，最好不要晚于 12 岁，否则将很难达到与母语同等的熟练水平，因为这之后可用于新的语言学习的神经联结减少了。青春期以后也可以学习和掌握新的语言，只是需要付出更多的努力，而且会留下些非母语的痕迹，如一些持母语者不会出现的发音和语法运用的错误。

综上所述，有关人类大脑可塑性和关键期的研究提醒我们，胎儿期和婴幼儿时期是神经系统发育最迅速、最关键的时期，脑的可塑性非常强。如果在这段时间内，提供适宜的刺激、充足的营养，以及足够的睡眠和有规律的运动，将会促进婴儿脑的发育，对个体的潜能开发带来积极的影响。不过，神经可塑性的终身性特点也让我们看到：无论什么时候，只要你想开发自己的大脑，你就能够改变它，所以永远不要放弃改善你的大脑！

中文主要参考文献

1. 董奇、薛贵：《双语脑机制的几个重要问题及其当前研究进展》，《北京师范大学学报》（人文社会科学版）2001 年第 4 期。

2. 范存仁、周志芳：《从出生到六岁儿童智能发展规律的探讨》，《心理学报》1983 年第 4 期。

3. 弗朗索瓦·G. R.：《孩子们：儿童心理发展》（第 9 版），王全志等译，北京大学出版社 2004 年版。

4. 盖奇·F. H.：《大脑：自己修理自己》，《科学》（脑科学特刊）2003 年第 11 期。

5. 格里格·R.、津巴多·P.：《心理学与生活》，王垒等译，人民邮电出版社 2003 年版。

6. 龚维义、刘新民主编：《发展心理学》，北京科学技术出版社、安徽大学出版社 2004 年版。

7. 郭瑞芳、彭聃龄：《脑可塑性研究综述》，《心理科学》2005 年第 28 期。

8. 黄如训、张艳、方燕南、高庆春：《大鼠脑梗死后运动功能可塑性物质基础及发生机制》，《中华医学杂志》2000 年第 80 期。

9. 黄希庭：《5—9 岁儿童时间概念发展的实验研究》，《发展心理、教育心理论文选》，人民教育出版社 1980 年版。

10. 黄希庭、张增杰：《5 至 8 岁儿童时间知觉的实验研究》，《心理学报》1979 年第 2 期。

11. 霍洛维·M.：《行为重塑大脑》，《科学》（脑科学特刊）2003 年第 11 期。

12. 李蓓蕾、赖雅薇：《走近脑科学：当代脑与认知神经科学研究对学前教育的启示》，《学前教育》2007 年第 2 期。

13. 李惠桐、李世：《三岁前儿童集体动作发展的调查》，《发展心理、教育心理论文选》，人民教育出版社 1980 年版。

14. 林崇德主编：《发展心理学》，人民教育出版社 1995 年版。

15. 刘建军：《大脑发育和电离辐射》，《国外医学·放射医学核医学分册》1999 年第 23 期。

16. 刘金花主编：《儿童发展心理学》（修订版），华东师范大学出版社 2006 年版。

17. 美国全国医生家庭资源中心：《性健康指南》，中国轻工业出版社 2006 年版。

18. 孟昭兰主编：《普通心理学》，北京大学出版社 1994 年版。

19. 孟昭兰主编：《情绪心理学》，北京大学出版社 2005 年版。

20. 彭聃龄主编：《普通心理学》（修订版），北京师范大学出版社 2001 年版。

21. 孙晔等：《出生后个体发展的心理生理学问题》，《心理科学通讯》1982 年第 5 期。

22. 宛恩伯编著：《小儿营养与大脑发育》，中国广播电视出版社 1992 年版。

23. 谢弗·D. R.：《发展心理学：儿童与青少年》（第 6 版），邹泓等译，中国轻工业出版社 2005 年版。

24. 许政援等：《儿童发展心理学》，吉林教育出版社 1996 年版。

25. 伊莉莎白·芬域克：《新一代妈妈宝宝护理大全》（增订本），接力出版社 1994 年版。

26. 张春兴：《现代心理学：现代人研究自身问题的科学》，上海人民出版社 1994 年版。

27. 张明、陈骐：《听觉障碍人群的皮层可塑性》，《中国特殊教育》2003 年第 4 期。

英文主要参考文献

1. Aylward G. P. , *Infant and Early Childhood Neuropsychology*, New York: Plenum Press, 1997.

2. Bendersky M. & Sullivan M. W. , Basic methods in infant research, In A. Slater & M. Lewis (eds.), *Introduction to Infant Development*, New York: Oxford University Press, 2002.

3. Cole M. , Cole S. & Lightfoot C. (eds.), *The Development of Children*, (Fivth Edition) Worth Publishers, 2005.

4. Colombo J. & Mitchell D. W. , Individual differences in early visual attention: fixation time and ingformation processing, In J. Colombo & J. Fagen (eds.), Individual Differences in Infancy: Reliability, Stability, Prediction, Hillsdale, NJ: Lawrence Erlbaum Associates. 1990.

5. Hubel D. H. & Wiesel T. N. , *The period of susceptibility to the physiological effects of unilateral eye closure in kittens*, Journal of Physiology, 1970, 206: 419 – 436.

6. Huttenlocher P. R. , *Neural Plasticity: the Effect of Environment on the Development of the Cerebral Cortex*, Harvard University Press, 2002.

7. Huttenlocher P. R. , *Synaptogenesis in human cerebral cortex and the concept of critical periods*, In N. A. Fox, L. A. Leavitt & J. G. Warhol (eds.), The Role of Early Experience in Infant Development. ST. Louis: Johnson & Johnson Pediatric Institute, 2000.

8. Huttenlocher P. R. , *Synaptic density in human frontal cortex: developmental changes and effects of aging*, Brain Research, 1979, 163: 195 – 205.

9. Huttenlocher P. R. , *Morphmetric study of human cerebral cortex development*, Neuro-Psychologia, 1990, 28: 517 – 527.

10. Huttenlocher P. R. , *Neural Plasticity: the Effects of Environment on the Development of the Cerebral Cortex*, Harvard University Press, 2002.

11. Izard C. , *The Psychology of Emotion*, New York: Plenum, 1991.

12. Krueger J. M. , Ob'al Jr F. , Harding J. W. , Wright J. W. & Churchill L. , *Sleep modulation of the expression of plasticity markers*, In P. Maquet, C. Smith & R. Stickgold (eds.), Sleep and Brain Plasticity. New York: Oxford University Press, 2003.

13. Lamb M. E. , Bornstein M. H. & Teti D. M. (eds.), *Development in Infancy: an Introduction*, (Fourth Edition) Lawrence Erlbaum Associates, Inc. 2002.

14. Meltzoff A. N. , *Imitation of televised models by infancts*, Child Development, 1988, 59: 1221 – 1229.

15. Meltzoff A. N. , *Infant imitation and memory: nine-month-olds in immediate and deferred tests*, Child Development, 1988, 59: 217 – 225.

16. Mirmiran M. & Ariagno R. L. , *Role of REM sleep in brain development and plasticity*, In P. Maquet, C. Smith & R. Stickgold (eds.), Sleep and Brain Plasticity, New York: Oxford University Press, 2003.

17. Mishkin M. & Appenzeller T. , *The anatomy of memory*, Scientific American, 1987, 256: 80 – 90.

18. Perry B. D. & Pollard R. , *Altered brain development following global neglect in early childhood*, Society For Neuroscience: Proceeding from Annual Meeting, New Orleans, 1997. http//www. ChildTrauma. org.

19. Pinel J. , *Biopsychology*, (sixth Edition) Pearson Education, Inc. 2006.

20. Rosenzweig M. , Breedlove S. & Watson N. (eds.), *Biological Psychology: An Introduction to Behavioral and Cognitive Neuroscience*, (Fourth Edition) Sinauer Associates, Inc. 2005.

21. Sterman M. B. & Hoppenbrouwens T. , *The development of sleep-waking and rest activity patternd from fetus to adult in man*, In M. B. Sterman, D. J. McVinty & A. M. Adinolf (eds.), Brain Development and Behavior, New York: Academic, 1971.

22. Weisberg P. & Rovee-coller C. , *Behavioral processes of infants and young children*, In K. A. Lattal & M. Perone (eds.), Handbook of Research

Methods in Human Operant Behavior, New York: Plenum, 1998.

23. Wiesel T. N. & Hubel D. H. , *Comparison of the effects of unilateral and bilateral eye closure on cortical unit reponses in kittens*, The Journal of Neurophysiology, 1965, 28: 1029 – 1040.

24. Wiesel T. N. , *Postnatal development of the visual cortex and the influence of environment*, Nature, 1982, 299: 583 – 591.

25. Winfield D. A. , *The postnatal development of synapses in the visual cortex of the cat and the effects of eyelid closure*, Brain Research, 1981, 206: 166 – 171.

26. Zimbardo P. G. , *Psychology and Life*, (13th edition) Harper Collins Publishers, Inc. 1992.